7 Minuten am Tag
Endlich gesünder leben

Das Buch für alle, die endlich gesünder leben möchten
und etwas langfristig an ihrem Leben verändern wollen,
aber gar nicht wissen, wie sie anfangen
und woher sie die Zeit dafür nehmen könnten.

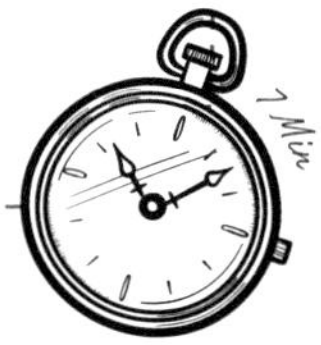

Genehmigte Lizenzausgabe 2022 für Weltbild GmbH & Co. KG,
Ohmstr. 8a, 86199 Augsburg

Originalausgabe November 2020

Ein Imprint der Verlagsgruppe Droemer Knaur GmbH & Co. KG, München

Coverabbildung: Silvio Knezevic
Fotos Franziska Rubin im Innenteil: Silvio Knezevic
Illustrationen Franziska Rubin im Innenteil: Antje Kahl, S. 8, 9
(mehrfach wiederholt); Tiffi Jung, S. 45, 49, 133, 140
Veronika Preisler: S. 14 (mehrfach wiederholt), 126
Alle übrigen Abbildungen: Shutterstock.com
Layout und Satz: Veronika Preisler, München
Covergestaltung: ZERO Werbeagentur, München
und Maria Seidel, atelier-seidel.de

Druck und Bindung: Typos, tiskařské závody, s.r.o., Plzeň
Printed in the EU

978-3-8289-2729-2

Dr. med.
Franziska Rubin

7 Minuten am Tag

Endlich gesünder leben

Weltbild

INHALT

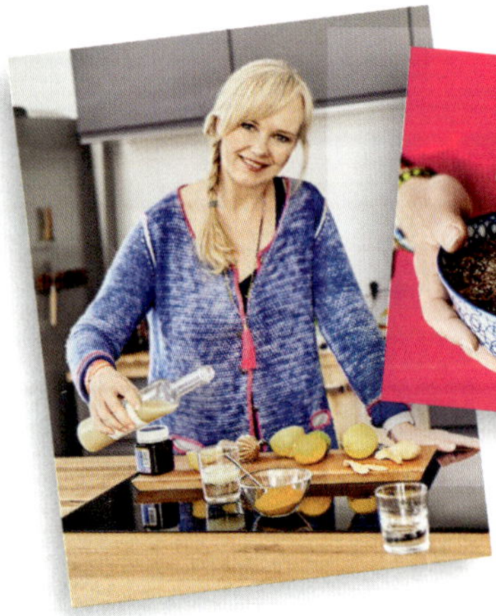

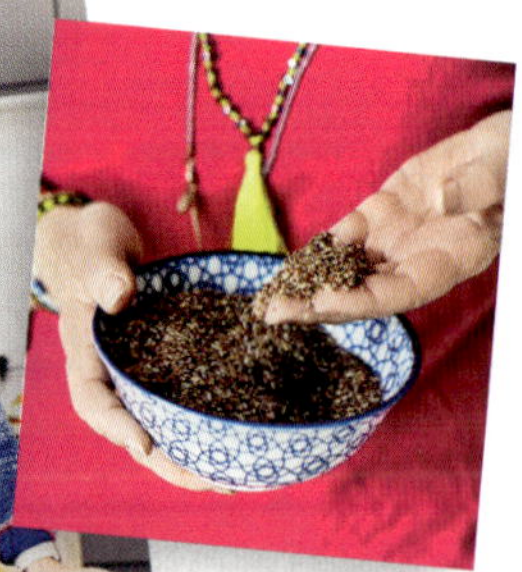

WOCHE 5

WOCHE 6

WOCHE 7

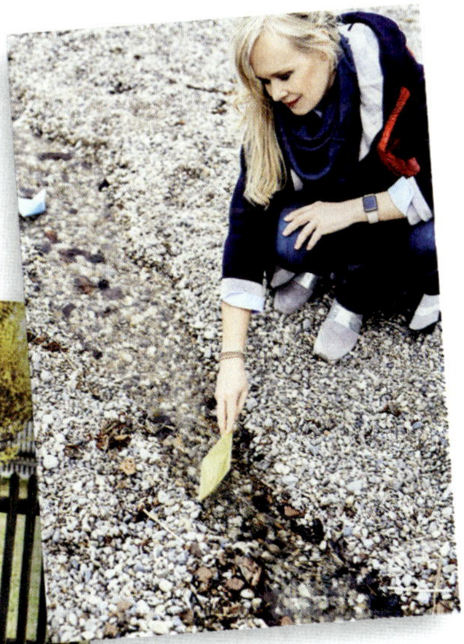

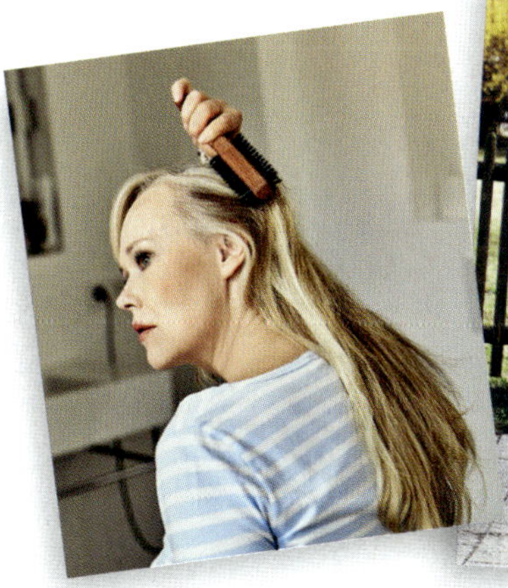

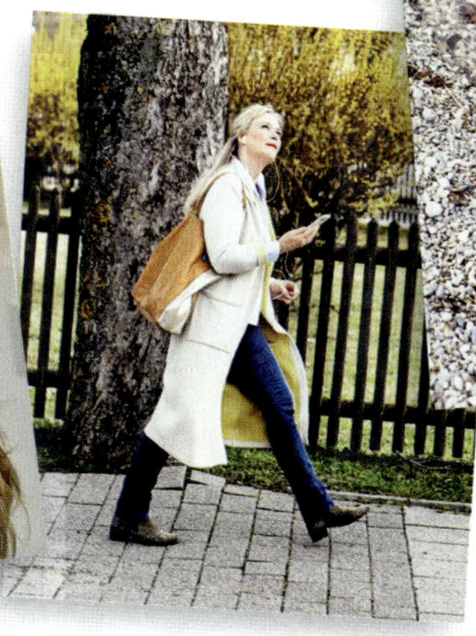

VORWORT

In den ersten Jahren, in denen ich beim MDR mein Gesundheitsmagazin *Hauptsache Gesund* moderieren durfte, kam es mir wie ein Fluch vor. Kaum hatte ich im Hotel den knusprigen Speck auf meinen Frühstücksteller geladen, stand jemand neben mir und fragte mich süffisant, ob ich mich denn auch an meine Gesundheitsempfehlungen halten würde, die Augenbrauen demonstrativ hochgezogen und auf meinen Teller schauend.

Wenn ich im Park gejoggt bin, überholten mich etwas mitleidig grinsende Läufer über 60. So ging es viele Jahre. Kaum ein Interview endete ohne die obligatorische Abschlussfrage, ob ich denn auch leben würde, was ich predigte. Mal abgesehen davon, dass ich von Predigen eh nichts halte – ich mache nur Vorschläge oder gebe Empfehlungen und weise auf Risiken oder Forschungsergebnisse hin –, bemerkte ich an mir selbst, dass sich über die Jahre etwas verändert hatte in meinem Leben. Ich antwortete also entspannter auf die »Abschlussfrage« – und ehrlicher.

Scheinbar unmerklich hatte ich begonnen, all die Tipps, zu deren Forschung oder Hintergründen ich gelesen hatte, in meinem Leben umzusetzen. Nicht weil ich musste, sondern weil ich neugierig war und bei den Methoden blieb, die mir guttaten. Ich veränderte mich unbewusst. Die stetige Auseinandersetzung mit einem gesunden Lebensstil tat ihr Wunderwerk. Manche Gewohnheiten veränderten sich von einem Tag auf den anderen, weil mich ein Vortrag von einem Experten gepackt hatte, andere probierte ich nur mal kurz für die Kamera aus und merkte: Wow, das gefällt mir. Anderes, was ich für mich übernommen habe, habe ich auch nur gelesen.

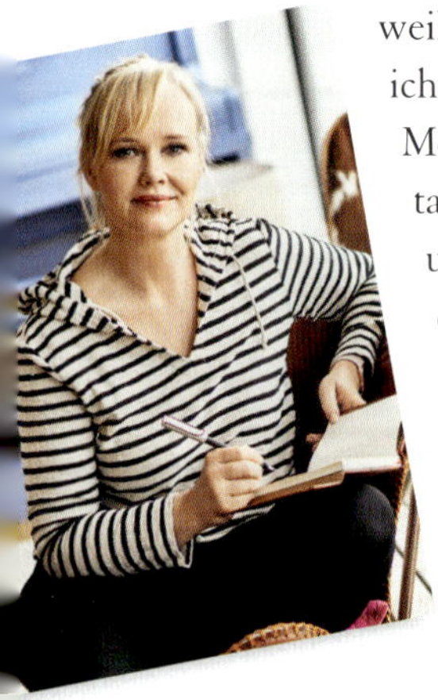

Steter Tropfen höhlt den Hirn-Stein, und das Beste daran war, dass es gar nicht wehtat, und vieles mag ich heute nicht mehr missen. Richtig mache ich dabei noch lange nicht alles, und das brauche ich auch nicht, genauso wenig wie Sie. Es geht darum, kleine Dinge zu verändern, die sich einfach im Alltag ein- oder umbauen lassen, dann aber über die Wochen, Monate, Jahre einen Riesenunterschied machen im Leben. Welcher das ist? Sich besser, stärker, kraftvoller zu fühlen, mehr bei sich zu sein und auch so zu handeln. Vielen Erkrankungen vorzubeugen, den eigenen Körper befähigen, gesund zu bleiben oder zu werden. Glücklicher, froher zu sein und sozial eingebundener.

So kam die Idee zu diesem Buch. Denn wer kann schon Hunderte von Büchern lesen, um das richtige für sich zu finden? Geben Sie sich also einen Ruck und versprechen Sie sich, die nächsten Wochen nur 7 Minuten am Tag zu investieren, um herauszufinden, was Ihnen guttut. 7 Minuten sind nicht viel, die Anleitungen sind kurz, und Sie erfahren sofort, warum der Tipp hilfreich ist. Ich bin gespannt, welche Anregungen in Ihrem Leben einen festen Platz finden!

Viel Spaß beim Machen und Aha-Erlebnisse beim Lesen der Hintergründe. Es ist bestimmt einiges dabei, das Sie demnächst nicht mehr missen wollen!

Ihre

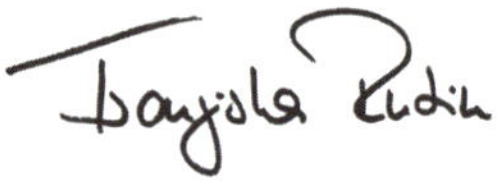

JETZT GEHT'S LOS!

Liebe Leserin, lieber Leser!

Cool, Sie sind dabei. Wir sind sozusagen ein Team für die nächsten Wochen! Klasse, das freut mich! Ich verspreche, es wird nicht schwer, sondern eher leicht werden. Sie brauchen nur Ihren Willen, jeden Tag die Doppelseite kurz durch- oder anzulesen, und dann maximal 7 Minuten, um etwas Neues auszuprobieren.
Innerhalb einer Woche ist es egal, an welchem Wochentag Sie beginnen.
Und so ist jeder Tipp aufgebaut:

Für Eilige

Für Ungeduldige gibt es immer gleich oben unter der Tippüberschrift eine kurze Zusammenfassung, darüber steht »Für Eilige«. Sollten Sie just an diesem Tag etwas hektisch unterwegs sein, können Sie sich kurz einen Überblick verschaffen, um fix zu entscheiden, wann und wie Sie den 7-Minuten-Tipp für den Tag unterbringen. Wären wir rein wissenschaftlich unterwegs, würde darüber »Abstract« stehen.

Persönliches

Dann erzähle ich Ihnen kurz, wie dieser Tipp in mein Leben gestolpert ist oder warum ich ihn ausgesucht habe. Die meisten basieren auf eigenen Erfahrungen oder aber überzeugenden und teilweise brandneuen Studienergebnissen, die nachdenklich machen oder auch mal witzig sind.

Sie brauchen dafür:

Die meisten Dinge, die Sie zum Umsetzen der Tipps benötigen, haben Sie wahrscheinlich zu Hause und werden vermutlich nicht lange suchen müssen (ansonsten gehen Sie direkt zum Aufräum-Tipp »Alles muss raus!«☺). Falls Sie doch mal etwas Spezielleres benötigen, werde ich Ihnen das am Ende jeder Vor-Woche ankündigen, als Shopping-Ergänzung für die Einkaufsliste der neuen Woche.

So geht's:

Unter dieser Überschrift gibt's die praktische Anleitung zu dem Tipp, den Sie am heutigen Tag ausprobieren. Lesen Sie sie kurz durch und starten gleich oder bauen den Tipp zu der Tageszeit ein, für die er vorgesehen ist. Falls Sie ein bisschen vergesslich sein sollten, stellen Sie sich Ihren Handywecker, wann es losgeht. Ich persönlich schreibe mir gerne Stichworte in die Handinnenfläche – werde dafür aber auch schon mal belächelt.

Das bringt's:

Jeder Tipp macht etwas anderes, Besonderes mit unserem Körper oder Geist. Was und wie das passiert, erfahren Sie hier. Wir Europäer verfügen ja über eine reiche Erfahrungsheilkunde, viele Rezepte aus der Naturheilkunde sind seit Jahrtausenden gut überliefert von den alten Ägyptern und Römern über Hildegard von Bingen und Paracelsus oder Pfarrer Kneipp, um nur ein paar zu nennen.
Aber neu ist, dass es zu vielen Anwendungen ganz aktuelle Studien und wissenschaftliche Untersuchungen gibt. Das ist

wunderbar und manchmal auch unterhaltsam. Ich finde, wenn man versteht, warum etwas hilft, motiviert es gleich noch mehr, es regelmäßig anzuwenden. Lassen Sie sich überraschen von dem Wissensschatz, der hinter vielen Tipps steht und Hinweise geben kann, ob ein Rezept für Sie persönlich besonders hilfreich sein wird.

So wirkt's:

Hier stehen noch mal kurz und knapp als Stichpunkte die wichtigsten Wirkungen dieses Tipps. Für Körper, Geist und Seele.
Außerdem finden Sie im Anhang eine Reihe der Studien und Bücher, in denen Sie weiterlesen können, wenn Sie ein Tipp und seine Herkunft besonders interessiert (siehe Seite 167 ff.).
Das Wichtigste bleibt aber, Sie tun es einfach! Sagen Sie nicht gleich: Oh nee, das kann ich nicht. Weil diese Tipps jeder kann, und Sie lernen etwas dazu – jeden Tag und ab sofort. Schlechtestenfalls können Sie dann bei der nächsten Cocktailparty-Diskussion über Gesundheit profund mitreden. Bestenfalls fühlt sich vieles gut an und bereichert Ihr Leben. Jeden Tag und damit mit großer Wirkung!

Mehr zum Thema

Für Wissbegierige. Wenn Sie mehr zu einem bestimmten Thema und den erwähnten Studien lesen wollen, finden Sie weiterführende Informationen und Quellen im Literaturverzeichnis bei den jeweiligen Kapiteln. Achten Sie auf den »Buch-Stempel«, den Sie bei vielen Tipps entdecken können.

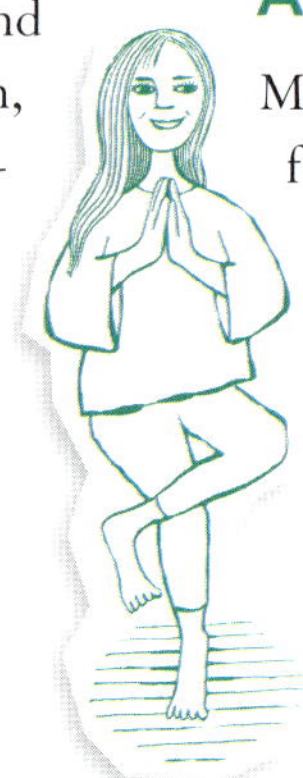

++++ 7-Minuten-Ticker ++++

So, und jetzt kommt das Beste für uns Menschen mit wenig Zeit, die wir aber trotzdem gerne viel in unserem Leben verändern würden: Sie brauchen nur 7 Minuten. Stellen Sie sich den Wecker und brechen Sie ab, wenn Sie mögen, falls ein Tipp länger dauert. Aber machen Sie ruhig auch länger, wenn es sich gut anfühlt. Ihre Entscheidung. Ich denke, Sie benötigen wirklich nur die 7 Minuten, um den Kern zu erfassen und sich eine Meinung zu bilden: hopp oder topp.
Was da an hopp oder topp ausprobiert, geliebt oder aussortiert wird, kommt aus sieben unterschiedlichen Lebensstilbereichen. Die müssen Sie nicht weiter interessieren, falls aber doch, sind es diese:

1. Gesundheit

Wer lebt nicht gerne ein wenig gesünder, so mit kleinen Rezepten und Anwendungen für jeden Tag, die einen fitter und abwehrstärker werden lassen, weil wir mit Ihnen unseren Körper unterstützen? So wie der warme Wickel für die geplagte Leber oder Augenübungen für Dauercomputerhocker.

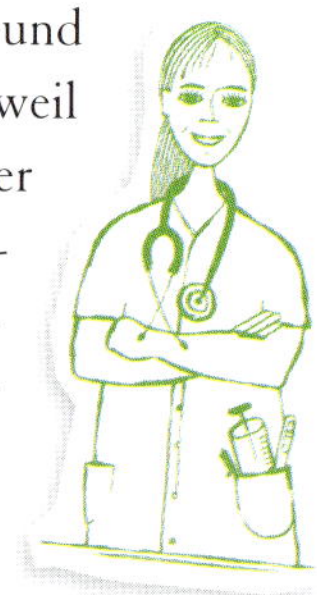

2. Mind-Body-Medicine – Anti-Stress-Maßnahmen

Mind-Body Medicine bedeutet Medizin für Körper und Geist. Glauben Sie mir, aus diesem Bereich werden wir noch ganz viel hören, denn die meisten von uns haben zu viel Stress. Und nicht nur im Kopf, sondern mit vielen Folgen für unseren gesamten

Körper. Dabei können wir Stress gut beeinflussen, eben zum Beispiel durch kluge Gedanken, kontrolliertes Atmen, einen Waldspaziergang der besonderen Art und anderes.

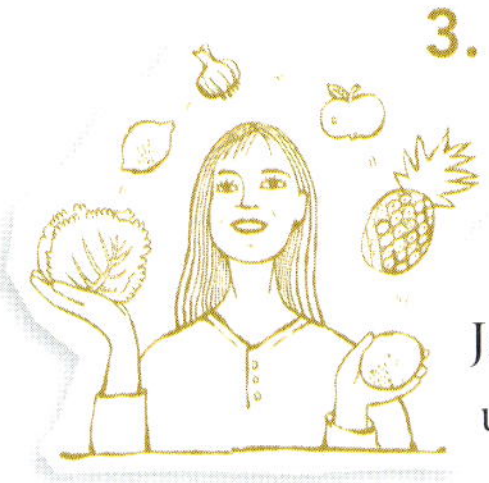

3. Ernährung

Kaum ein Thema beschäftigt Menschen und Medien in den letzten Jahren so wie dieses, denn unser Essen ist nicht nur wie Benzin und Motoröl fürs Auto. Es liefert zwar Kraftstoff, aber auch die Bausteine für unsere Zellen, unterstützt unsere Gesundheit oder irritiert unser Immunsystem und unsere Organe. Schummeln Sie besonders gesunde Lebensmittel in Ihre tägliche Ernährung oder probieren Sie mal was anderes wie langsam oder vegan schlemmen. Erst mal nur für einen Tag.

4. Selbstreflexion

Traurig, aber wahr: Wenn wir uns nicht um uns kümmern oder uns lieben, tut das auch kaum ein anderer. Gerade deshalb wirkt es so wunderbar, seine Sichtweise oder Bewertung zu verändern, Dankbarkeit zu üben oder zu lernen, wie man bessere Entscheidungen trifft. Ich liebe dieses Thema.

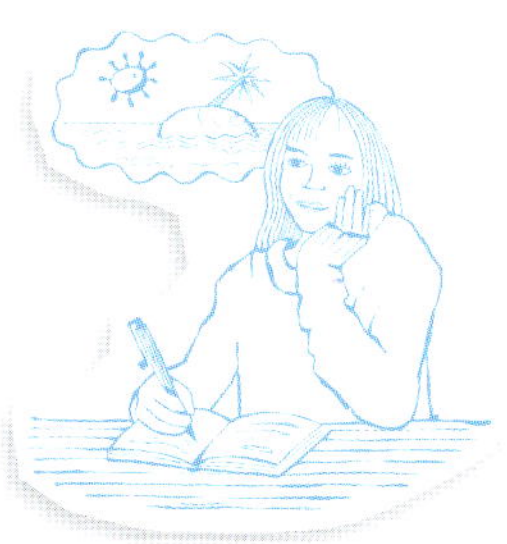

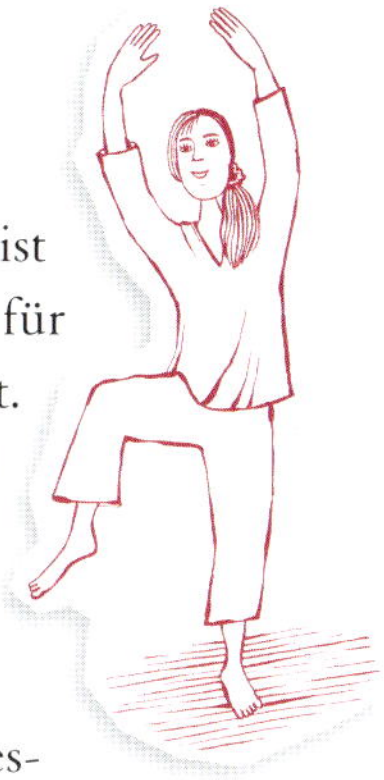

5. Bewegung

Eigentlich ist alles klar: Bewegung ist für den Kopf genauso wichtig wie für den üppigen Rest, der dranhängt. Sie kann so viel, hält uns gesund und beugt sogar Krebs vor (das grenzt schon an Wundermittel), und trotzdem sind wir eine bewegungsarme Gesellschaft. Umso besser, wenn man ein oder zwei Tipps findet, die einen bewegen, denn das macht nicht nur gesund, sondern auch fröhlich und beugt vielen Krankheiten vor.

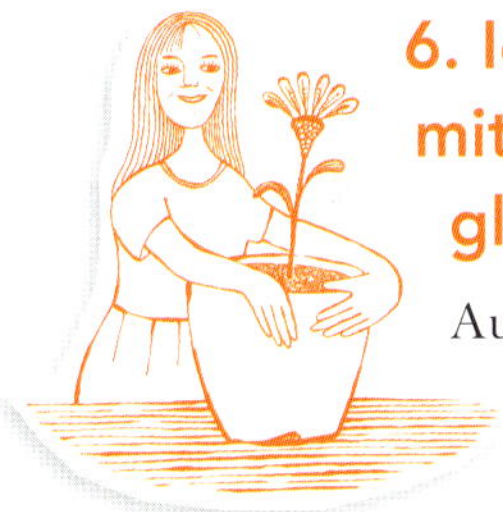

6. Ich & Du – miteinander glücklich sein

Auch wenn die meisten von uns heutzutage ihren Kühlschrank alleine füllen können, sind wir soziale Wesen, brauchen Nähe, Geborgenheit, Austausch und Aufgaben in einer Gruppe oder in der Gesellschaft. Wer das übersieht, büßt viel Lebensqualität und Spaß ein oder ist oft in seiner Einsamkeit gefangen. Kleine Dinge können hier viel bewirken, und dann klappt's auch mit dem Nachbarn ☺.

7. Schönheit – außen wie innen

Wir sind alle Genusswesen, wir freuen uns, wenn unsere Sinne angeregt werden, und sind auch happy über einen gepflegteren, schöneren Körper. Hier kommt das Spa für Zeit-Arme mit einfach hergestellten Peelings, Masken und Massagen, die guttun und verschönern.

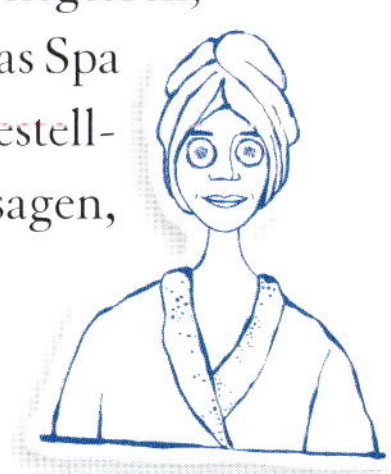

Ankertag

So, und da wären wir auch schon bei den Seiten, die immer auf sieben Tage mit sieben Tipps folgen. Diese Tage nenne ich Ankertage. Das besagt, dass diese Tage Zeit geben zum Wiederholen, und zwar von den Tipps, die Ihnen am besten gefallen haben aus der letzten Woche oder sogar den Wochen davor.

So können Sie Ihre Favoriten in Ihrem Gehirn verankern, bis sie Ihnen zur lieben Gewohnheit werden.

An diesem Tag gehen Sie also alle Tipps noch mal durch, und Sie können, wenn Sie wollen, die Smileys ankreuzen, je nachdem, ob Sie den Tipp super ☺ oder blöd ☹, aber vielleicht auch noch mal einen Versuch wert 😐 finden. Und entscheiden dann selber, welchen oder sogar welche Tipps Sie an diesem Tag einbauen. Vermutlich stellen Sie nach einigen Wochen fest, dass Sie manche Tipps schon in Ihren Alltag übernommen haben. Oder dass sich unbewusst, aber merklich etwas verändert hat. Prima, da geht's lang!

An diesen Ankertagen gebe ich Ihnen auch immer mal neue Ideen, wie Sie den einen oder anderen Tipp verfeinern oder verändern können. Es macht Sinn, die Tipps der Reihe nach durchzugehen. Nach jedem Kapitel haben Sie auch Platz, um eigene Ideen zu notieren oder wie Sie einen Tipp noch für sich verbessern können.

Wenn Sie mögen, lesen Sie am Anfang einer Woche den Themenüberblick und terminieren Sie sich die Tipps innerhalb der Woche gerne so, wie es Ihnen am besten passt. Also das Kleopatrabad auf den Tag, an dem Sie gerne baden, das schnelle Brotbacken auf den, an dem Sie es auch essen können, den Tipp zum Ärger wegatmen auf den Tag, wo Sie ein Meeting mit Ihrem Chef haben ☺. Meistens wird es keine Rolle spielen, an welchem Tag Sie den Tipp ausprobieren. Aber das sehen Sie ja in sieben Sekunden bereits an der Kurzübersicht am Anfang jedes Tipps.

So, jetzt geht's los, ein Tipp nach dem anderen, die Stoppuhr stets gestellt. Dabei wünsche ich Ihnen viel Spaß und noch mehr Erkenntnisse. Sie werden das Richtige und Wichtige für sich finden. Was Ihnen nicht gefällt, streichen Sie einfach – Schwamm drüber. Wenn Sie diese sieben mal 7-Minuten-Tipps pro Woche stoisch durchziehen, wird danach vieles in Ihrem Leben anders sein – und zwar besser, versprochen!

VORBEREITUNG FÜR WOCHE 1

Diese Zutaten und Utensilien brauchen Sie für die Tipps in der ersten Woche:

- Material für einen Wickel:
  - → Waschlappen oder Baumwollküchentuch
  - → Duschhandtuch
  - → Wolldecke
  - → Wärmflasche

- Tagescreme
- 3–5 Biozitronen
- 30 Bioknoblauchzehen (ca. 3 Knollen)
- nach Belieben: 1 Biolimette
- oder ein Stück Ingwerwurzel
- oder Kurkumapulver
- oder schwarzen Pfeffer aus der Mühle
- 300 ml Buttermilch
- Olivenöl
- Nach Belieben für den Extratipp »Leberwickel«: Schafgarbenkraut (Apotheke)

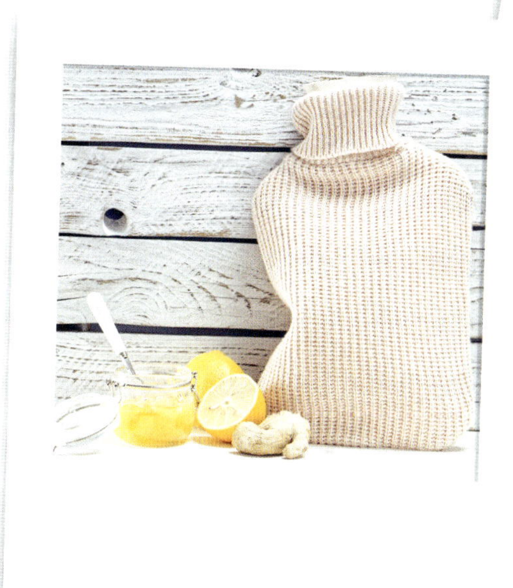

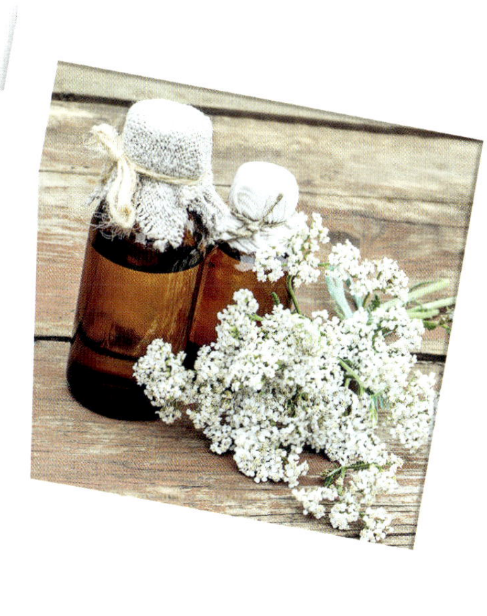

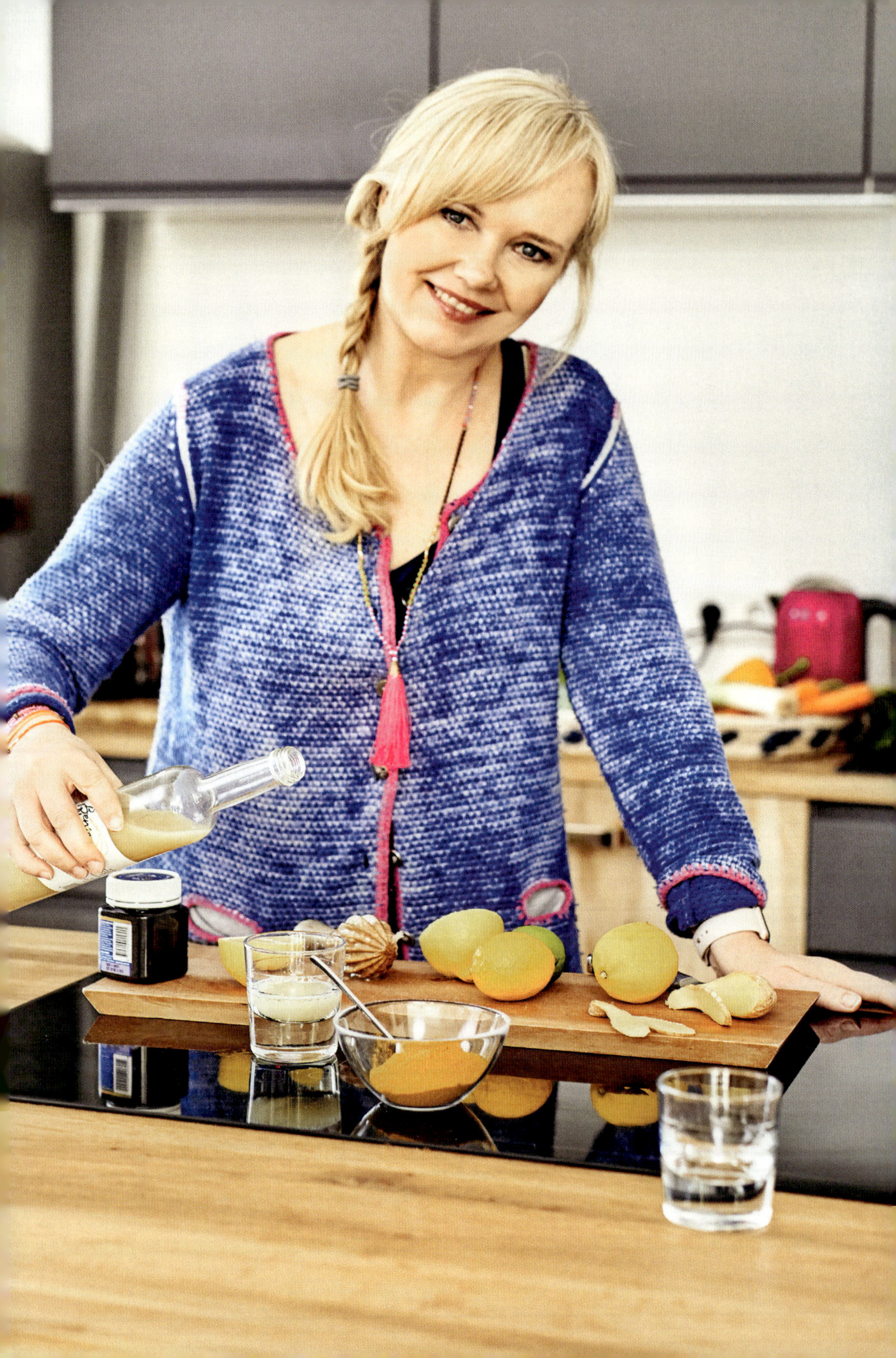

WOCHE 1

In der ersten Woche erwarten Sie 7-Minuten-Tipps, mit denen Sie wirkungsvoll (und dabei ganz gemütlich) Ihre Leber stärken, auf die Schnelle zwischendurch wieder auftanken, mit einem Spezialdrink Ihre Gefäße schützen, mit Tanzen Ihre Ausdauer und Beweglichkeit steigern, für andere Menschen etwas Gutes tun und Ihre Hände mal so richtig verwöhnen können.

TIPP 1

GUT GEWICKELT

Erste Hilfe für die Leber

FÜR EILIGE: Wer seiner Leber – eine der wichtigsten Entgiftungszentralen im Körper, aber von den meisten von uns etwas überstrapaziert – etwas Gutes tun will, der investiert heute die 7 Minuten in einen Leberwickel, am besten vor dem Nickerchen am Nachmittag oder abends vor dem Einschlafen. Diese uralte Anwendung von Wärme auf der Leberregion entspannt und fördert die Durchblutung und damit die Funktion des Organs.

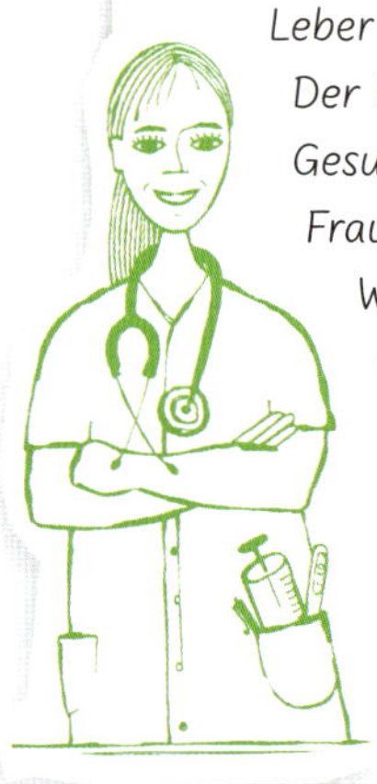

Tja, Hand aufs Herz oder Lupe auf die Leber. Wer von uns denkt nicht nach sommerlichen Partys oder weihnachtlichen Schlemmerwochen mal ab und zu mit einem kleinen Anflug eines schlechten Gewissens, er hätte vielleicht seiner Leber ein wenig zu viel zugemutet? Der Hausarzt des Vertrauens und Gesundheitsportale lehren ja, dass Frauen nicht mehr als 0,2 Liter Wein und Männer unfairerweise bis zum Doppelten am Tag trinken sollten. Klingt eigentlich nach viel, wer aber abends regelmäßig gerne sein Gläschen Wein schlürft, weiß, dass die Menge schnell erreicht ist. Außerdem handelt es sich dabei ja nur um statistische Werte, was heißt, dass die eine Leber mehr Hiebe auf den Kopf verträgt und die andere weniger. Genau wissen, wie es um die eigene Lebergesundheit steht, kann man das also nur, wenn man ab und an per Blutbild beim Arzt seine Leberwerte bestimmen lässt. Was die Leber außerdem nicht mag, ist Rauchen, zu viel Essen, manche Medikamente und Viren. Neben einem diesbezüglich maßvollen Lebensstil bietet die Naturheilkunde ein paar wirkungsvolle Methoden, um die Leberfunktion anzuregen. Eine davon ist besonders angenehm und heißt Leberwickel.

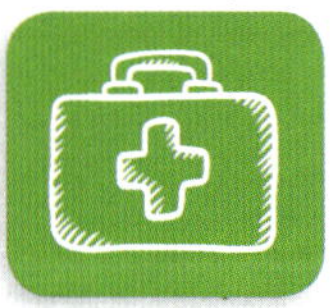

So wirkt's:

- der Entspannungsnerv Vagus wird aktiviert
- Stress wird abgebaut
- Leber und Galle werden besser durchblutet
- Entgiftung und Fettverdauung werden gefördert

+++++++++++ **Nur 7 Minuten?** ++++++ 2 Minuten: Wärmflasche mit heißem Wasser füllen +++

So geht's:

MATERIAL

- Innentuch (Waschlappen oder Küchentuch)
- Zwischentuch (großes Handtuch)
- Außentuch (Wolldecke)
- Wärmflasche

ANLEITUNG

Wenden Sie den Wickel am besten vor dem Einschlafen abends an, so reichen Ihnen auch die 7 Minuten:

- Bereiten Sie eine heiß gefüllte Wärmflasche (nicht prall) vor und legen Sie sie griffbereit zurecht.
- Breiten Sie eine Wolldecke auf das Bett und darauf ein Handtuch in Höhe des Oberbauchs, sodass Sie beides später im Liegen um sich wickeln können.
- Tauchen Sie einen Waschlappen in warmes Wasser und wringen Sie ihn gut aus. Legen Sie sich hin und platzieren Sie das feuchte Innentuch auf Ihre Leber unter den rechten Rippenbogen. Schlagen Sie zügig und straff das Handtuch darüber, auf dem Sie liegen. Es muss sich an den Körper anschmiegen, sodass keine Luft dazwischenkommt und der Wickel nicht auskühlt.
- Dann wickeln Sie die große Decke um sich/Ihren Bauch. Zum Schluss legen Sie oben die Wärmflasche darauf.
- Schlafen Sie ruhig so ein oder entfernen Sie den Wickel, wenn er kalt ist. Danach gut zudecken und sanft schlummern.

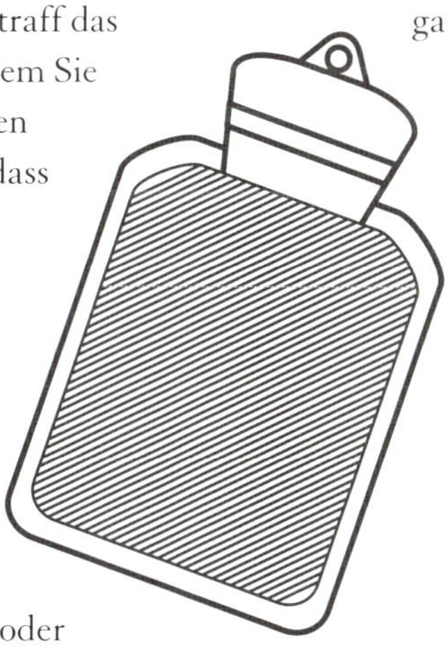

Das bringt's:

Die Leber ist mit ihren fetten 1,5 bis 2 Kilogramm Lebendgewicht das wichtigste Entgiftungsorgan unseres Körpers. Sie filtert das Blut, um es von Schadstoffen zu befreien. Außerdem wird in der Leber Gallenflüssigkeit produziert, die wichtig für die Fettverdauung ist. Wenn das Organ überlastet ist, dann spüren wir Müdigkeit, Abgeschlagenheit und Leistungsminderung – aber keinen Schmerz.

Der Leberwickel führt feuchte Wärme zu und steigert dadurch die Durchblutung. So beeinflusst er viele Stoffwechselprozesse positiv (Produktion von Eiweißen, Speicherung von Vitaminen und Umbau von Zuckern und viel mehr) und führt zu einer verstärkten Entgiftung, erhöht den Gallefluss, aber beruhigt zugleich auch unsere Psyche.

Bei einer Befragung von Patientinnen eines Schweizer Akutspitals, die während ihres Aufenthalts mindestens eine Wickelanwendung erhalten haben, zeigte sich bei 70 Prozent eine deutliche oder sogar sehr deutliche Verbesserung ihres Allgemeinzustandes. Auch eine Analyse von 14 Studien über Auflagen und Wickel zeigte einen positiven Effekt wie Schmerzlinderung und Steigerung des Wohlbefindens.

TIPP 2

KREATIVE WARTEPAUSE

Energiegeschenk für zwischendurch

FÜR EILIGE: Multitasking ist out. Denn es killt Ihre Konzentration: Gleichzeitig telefonieren, E-Mails checken und sich Notizen fürs nächste Meeting oder den Einkaufszettel fürs Abendessen zu schreiben, sorgt vor allem für Stress und mentale Erschöpfung. Denn Multitasking ist weder ein Anzeichen von höherer Intelligenz noch ein echter Zeitsparer. Im Gegenteil, es schadet der Aufmerksamkeit sogar. Heute machen Sie in Ihren 7 Minuten deshalb mal Pause und tun gar nichts. Das entstresst nicht nur, Sie schaffen im Kopf gleichzeitig Platz für neue Kreativität.

Insbesondere in der Zeit meines Lebens mit kleinen Kindern wünschte ich mir oft, mir mögen noch sechs Arme aus dem Körper wachsen, sodass ich der altindischen Göttin Shiva gleich Windeln wechseln, Fläschchen aufschrauben, telefonieren und gleichzeitig den nächsten Unfall verhindern könnte, dabei allzeit milde lächelnd. Was ich mir wirklich hätte wünschen sollen, wären allerdings acht Köpfe gewesen. Nach neueren Forschungsergebnissen funktioniert Multitasking nämlich gar nicht. Wir glauben nur daran, weil uns unser Belohnungssystem einen Streich spielt und uns suggeriert, was wir gerade alles schaffen, dabei machen wir Fehler und brennen gleichzeitig innerlich aus. Pause machen und priorisieren sind die magischen Worte, um wirklich effektiv und kreativ zu sein. Darum lesen Sie hier und machen heute mal 7 Minuten Pause …

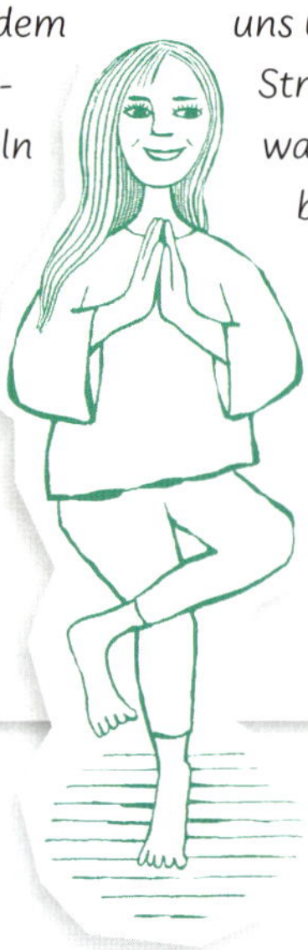

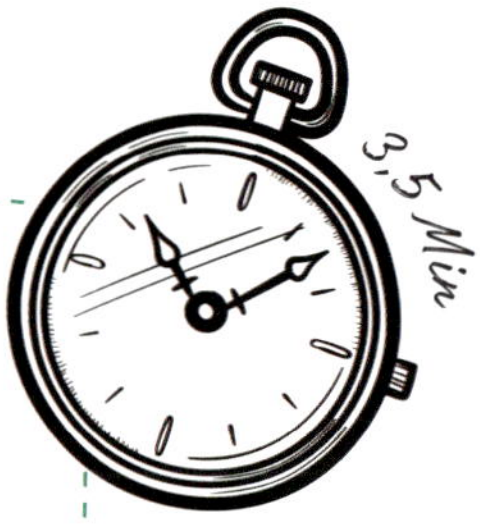

So wirkt's:

- beruhigend, fokussierend
- beugt stressbedingten Erkrankungen vor
- sorgt für kreative Momente

So geht's:

- Wenn die Konzentration irgendwann nachlässt oder Sie das Gefühl haben, dass Sie gerade versuchen, mehreres gleichzeitig zu tun, weil Sie gar nicht wissen, was Sie zuerst machen sollen, aber alles fertig werden muss – erlauben Sie sich das, was Ihnen am wenigsten in den Sinn kommt – erst mal Pause machen –, und zwar heute vormittags 2-mal jeweils 3,5 Minuten. Stellen Sie sich einen Wecker.

- In Ihrer Minipause gehen Sie an die frische Luft oder laufen Sie einmal durch das Büro. Reißen das Fenster auf, strecken sich, atmen durch, egal. Spüren Sie den Stress und Druck bewusst. Und entscheiden Sie sich, Ihren Körper wieder zu beruhigen. Eine tiefe Atmung und Bewegung entspannt und gibt Energie für weitere Denkprozesse.

Das bringt's:

Anhaltender Stress macht krank. Gerade Multitasker sind davon betroffen. Auf Dauer kommt es beim Zuviel auf einmal in Kombination mit anderen Faktoren wie Zeitdruck oder einer schlechten Arbeitsatmosphäre zu Konzentrationsschwäche, Erschöpfung und Tagesmüdigkeit. Die Folge können stressbedingte Erkrankungen wie Burn-out-Syndrom, Herz-Kreislauf-Erkrankungen, Magen-Darm-Beschwerden, Rückenschmerzen, Schlafprobleme bis hin zum Schlaganfall sein.

Dabei galt Multitasking lange als Soft Skill (positive Eigenschaft) bei einer Bewerbung. Multitasking mindert Konzentration, verlangsamt dadurch Arbeitsprozesse, kostet Produktivität, raubt Energie und lässt uns schneller ausbrennen. Denn unser Gehirn kann komplexe Aufgaben nur hintereinander, nicht nebeneinander ausführen. In einer Studie absolvierten als weniger oder starke Medien-Multitasker (auf mehreren Bildschirmen und technischen Geräten gleichzeitig arbeitende oder spielende) klassifizierte Probanden kognitive Tests. Dabei zeigte sich, dass die Teilnehmer der Weniger-Multitasker-Gruppe die Aufgaben besser lösten, aufmerksamer und schneller waren und besser zwischen Aufgaben wechseln konnten. 📖

Denn im Gehirn passiert beim Multitasking Folgendes: Bei jedem noch so winzigen erledigten Arbeitsschritt, etwa einer beantworteten E-Mail, wird das Belohnungszentrum des Gehirns angesprochen und das Hormon Dopamin freigesetzt. Dieses Dauerfeedback ist gefährlich, denn so bekommen wir suggeriert, wir hätten wahnsinnig viel geschafft, in Wirklichkeit aber kaum etwas Richtiges. Gleichzeitig wird ein Anstieg des Stresshormons Cortisol mit Multitasking in Zusammenhang gebracht. Die ständige Anspannung sorgt demnach dafür, dass man sich am Ende eines Tages ausgelaugt und geistig erschöpft fühlt und schlecht einschlafen kann.

Laut einer Untersuchung der Universität Stanford verliert man beim Mutlitasking zudem die Fähigkeit, Wichtiges von Unwichtigem zu unterscheiden. Auch mit der Kreativität ist es dann nicht mehr weit her. Deshalb sind Pausen das A und O.

Eine kleine Aufladeeinheit des Bewusstseins. Anders ist das bei der Kombination von körperlicher und geistiger Aktivität, das verbessert die Gehirnleistung sogar. 📖

TIPP 3

FREIE-BAHN-SHOT

Zitronen-Knoblauch-Mix gegen Gefäßablagerungen

FÜR EILIGE: Die Blutgefäße sind wie Straßen unseres Körpers, die Versorgung hängt maßgeblich von ihrem ordentlichen Zustand ab. Leider entwickeln sich mit zunehmendem Alter und auch aufgrund ungünstiger Ernährungs- und Bewegungsgewohnheiten Stauungen und Blockaden, die die Nachschubwege versperren können. Das kann das Risiko insbesondere für Schlaganfall und Herzinfarkt gefährlich erhöhen. Zur Vorbeugung empfehle ich daher heute ein Gläschen Zitronen-Knoblauch-Drink. Der wirkt wie ein Frühjahrsputz von innen. Letztlich soll die Kombi, wenn man sie kurmäßig über mindestens sechs Wochen einnimmt, zu einer intensiven Regeneration des Körpers beitragen. Und nein: Sie haben keine Knoblauchfahne nach dem Drink, denn die Zitronen neutralisieren den Geruch.

In fast 18 Jahren »Hauptsache Gesund« war Knoblauch so was wie ein Dauerthema. Los ging's in der Maske, wo wir alle geschminkt wurden. »Aha, mal wieder 'n bisschen viel Knoblauch gegessen?«, hieß es mindestens an einem Schminktisch. Im Gespräch mit mir zuckte so mancher Experte empfindlich zurück, aber auch inhaltlich war die Knolle immer wieder ein Thema. Viele Studien wurden in den letzten 20 Jahren gemacht, und die Meinungen über Knoblauch pendelten zwischen Wundermittel und unnützer Geruchsbelästigung. Heute sind viele Wirkungen gut belegt, insbesondere für den Aged Garlic (übersetzt: gereifter Knoblauch), den man in Kapselform zu sich nehmen kann, aber auch der frische hat es in sich und taugt für eine günstige Kur, die Sie einmal zubereitet jeden Tag quasi wie einen Kurzen »kippen« können. Prost!

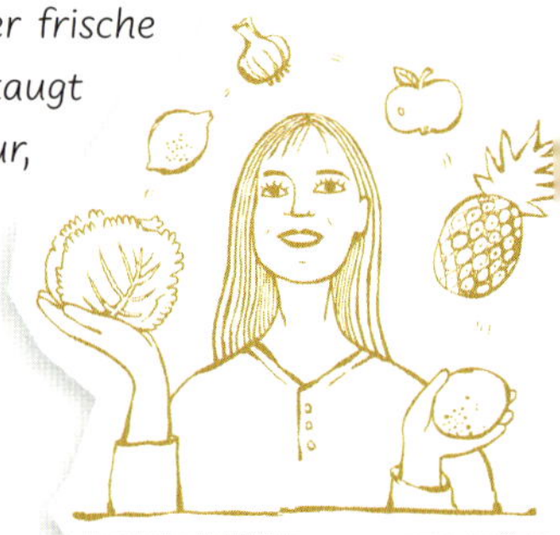

So wirkt's:

- verlangsamt die Bildung von Gefäßablagerungen (Plaques)
- reduziert Blutfette, insbesondere Cholesterin
- senkt den Blutdruck
- hilft beim Abnehmen
- keimtötend und entzündungslindernd
- schützt vor oxidativem Stress

++++++++++ **Nur 7 Minuten?** +++++++++++++ Gut 7 Minuten für die Herstellung ++++++

So geht's:

ZUTATEN

- 3–5 ungeschälte Biozitronen
- 30 Bioknoblauchzehen
- 1 Liter stilles Wasser
- Nach Belieben: 1 Zitrone durch 1 Limette ersetzen, ein Stück Ingwer hinzufügen oder etwas schwarzen Pfeffer aus der Mühle und 1–2 TL Kurkumapulver

ZUBEREITUNG

- Zitronen heiß waschen, abtrocknen, vierteln und mit der Schale in einen Mixer geben. Knoblauch abziehen und mit 500 ml Wasser hinzufügen und alles zu einer Paste pürieren. Nach Belieben mit den anderen Zutaten würzen.

- In einen Topf geben, mit dem restlichen Wasser verrühren und kurz erhitzen, nicht kochen, 70° C reichen aus, um den Drink längere Zeit haltbar zu machen. Zwar geht bei dem Prozedere etwa die Hälfte des in den Zitronen enthaltenen Vitamin C verloren, die entscheidenden Wirkstoffe stecken aber in den Schalen der Früchte.

- Anschließend den Sud abkühlen lassen und durch ein feines Sieb streichen, bis keine Flüssigkeit mehr austritt. In Flaschen abfüllen und im Kühlschrank aufbewahren.

Die Flasche immer ordentlich schütteln und nach einer Hauptmahlzeit 25 ml in ein Glas geben und trinken. Am besten nach dem Frühstück oder Mittagessen. Durch das viele Vitamin C kann der Drink nämlich wach machen. Trinken Sie den Saft über einen Zeitraum von drei Wochen (die Menge reicht für ca. 20 Tage). Dann machen Sie eine Woche Pause und wiederholen die Kur noch mal für drei Wochen. Das Ganze am besten einmal jährlich.

Das bringt's:

Man weiß schon seit Jahrhunderten, dass es sich bei Knoblauch ebenso wie bei der Zitrone um sehr potente Heilpflanzen handelt. In einer iranischen Studie von 2016 konnte insbesondere die Kombination aus den beiden beweisen, was sie draufhaben: Bei Patienten mit leicht erhöhten Fettwerten führten 20 Gramm Knoblauch und 1 Esslöffel Zitronensaft am Tag über acht Wochen lang zur Senkung des Gesamtcholesterins, des LDLs (»böses« Cholesterin), mehrerer Entzündungsmarker, des Blutdrucks und des BMI (Body-Mass-Index). Dabei wirkte insbesondere die Kombi besser als Zitrone oder Knoblauch alleine! Andere Studien konnten zeigen, dass Knoblauch die Verkalkung in den Herzkranzgefäßen verlangsamen kann. Wissenschaftlich gut untersucht ist vor allem der Hauptwirkstoff Allicin im Knoblauch. In der Zitrone ist es insbesondere das Vitamin C, das vor oxidativem, gefäßschädigendem Stress/Entzündungsgeschehen schützen kann.

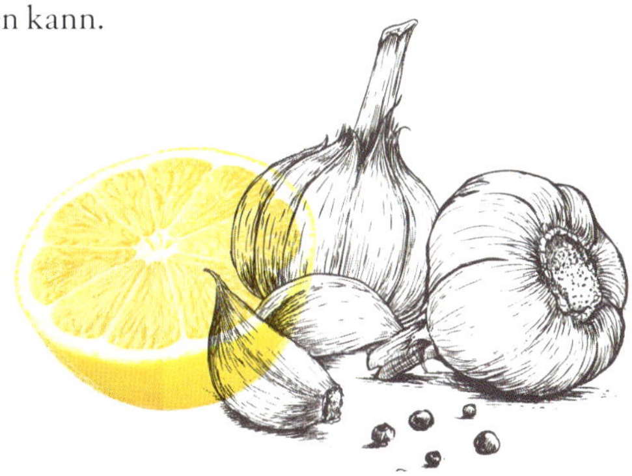

TIPP 4

KLUGE ENTSCHEIDUNGEN TREFFEN

Für und Wider abwägen

FÜR EILIGE: Heute erlernen Sie eine Technik, die es Ihnen erlaubt, ab sofort möglichst gute Entscheidungen zu treffen. Nehmen Sie sich eine Entscheidung vor, die bald ansteht oder sogar auf Sie wartet. Erst geht es darum, Für und Wider aufzulisten und dann auch noch eine Gewichtung vorzunehmen. Denn es sollen sowohl Herz wie Verstand mitreden, damit es wirklich eine kluge Entscheidung wird, die auch passt.

Mein Tagebuch ist voll mit diesen wilden Tabellen, denn offensichtlich tue ich mich gerne mal schwer mit anstehenden Entscheidungen. Sei es, in welchem Land wir alle am besten aufgehoben sind, welches Haus wir mieten sollen, ob wir wirklich einen neuen Hund brauchen, welche Schule für die Kinder die richtige ist, ob ich das neue Buch schreiben soll oder … oder … Weil ich diese Tabellen alle aufhebe, weiß ich dann auch noch Jahre später, warum ich etwas so oder so entschieden habe. Bin dann natürlich schlauer, aber stelle oft fest, dass es hilfreich war, einmal alles aufzuschreiben, auszuwerten und einen Überblick zu gewinnen. Das Schöne ist: Mittlerweile habe ich ein für mich gut funktionierendes System gefunden, das Sie heute für sich ausprobieren können. Es geht fix, Sie brauchen nur ein Thema.

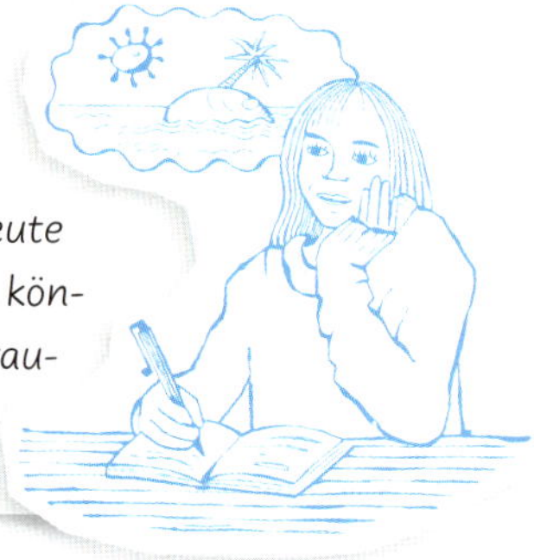

So wirkt's:

- hilft bei schwierigen Entscheidungen
- Herz und Verstand kommen zu Wort
- gut zur Erinnerung, warum man so und nicht anders entschieden hat

So geht's:

MATERIAL

- Ihre persönliche Entscheidung, die gefällt werden muss.
- ein Blatt Papier
- einen Bleistift
- zwei Buntstifte

ANLEITUNG

- Zeichnen Sie eine Tabelle mit vier Spalten
- Obendrüber kommen über Spalte 2 und 3 die beiden Möglichkeiten (oder mehr)
- Ganz links untereinander Plus und Minus
- Dann geht's los: Schreiben Sie alle Vor- und Nachteile, die Ihnen einfallen, unter die jeweiligen Themen. Alles Positive ins Plus-Feld, alles Negative ins Minus-Feld.
- Jetzt unterstreichen Sie zum Beispiel blau, was besonders wichtig wiegt, egal ob negativ oder positiv. Was ist keine Kleinigkeit?
- Dann nehmen Sie zum Beispiel einen roten Stift und unterstreichen, was Ihr Herz sagt. Was fühlt sich ausgesprochen gut oder besonders schlecht an?

Das bringt's:

Auf den ersten Blick sehen Sie oft schon, in welchem Kästchen besonders viel steht, ob etwas Positives oder Negatives überwiegt für die jeweiligen Möglichkeiten.
Durch die blauen Markierungen sehen Sie sofort, wo gute rationale Gründe liegen, um zu handeln. Oft stimmen die roten damit überein, manchmal auch nicht. Aber sie dürfen wir nicht übersehen, denn sie sagen uns meistens, wie wir uns vermutlich mit der Entscheidung fühlen werden. Ein Trost: Wenn alles relativ gleich verteilt erscheint, sodass sich keine klare Handlungsempfehlung daraus ergibt, dann ist die gute Nachricht: Egal, wie Sie sich entscheiden, Sie werden nicht so viel falsch machen. Es wird sich erst nachher zeigen, ob die Entscheidung die bessere war. Aber alles hat man eben auch nicht in der Hand.

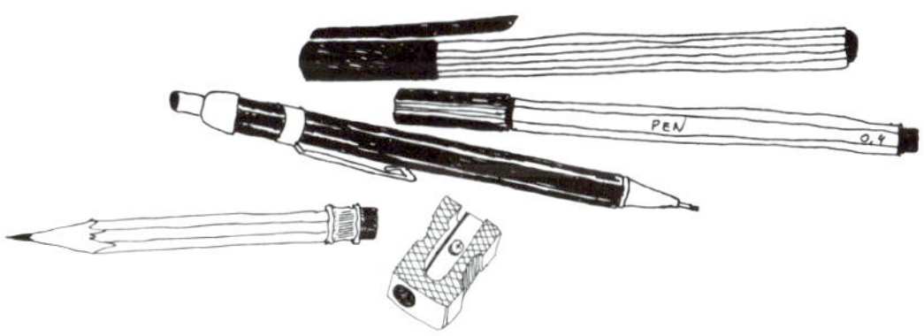

	Haare rot färben	Haare abrasieren
+	• Mal was anderes • Spaß • Wirkt verwegen	• Leichte Pflege • Keine Friseurbesuche in den nächsten Monaten
–	• Passt nicht zu meinen pinken Klamotten • Könnten rosa Haare werden • mein Mann erkennt mich nicht mehr • macht blass	• Kalter Kopf • Viele Fragen und befangene Blicke • Nicht sehr vorteilhaft bei Kürbiskopfform

LET'S DANCE!

Abrocken für Körper und Seele

FÜR EILIGE: Heute wird getanzt. Keine Sorge, Sie müssen dazu nicht überlegen, wen Sie schnell mal anrufen, damit er oder sie mit Ihnen eine Runde Tango auf dem Parkett dreht. Sie machen einfach die Tür zu, suchen sich einen Lieblingssong, der sofort in die Beine geht, die Lautsprecherbox auf laut, und los geht's: 7 Minuten Tanzen im Freistil. Das ist eine echte Wohltat für Körper und Seele und Sie tun gleichzeitig auch noch etwas für Ihren Kopf, ohne sich dabei groß anstrengen zu müssen. Einfach nur tanzen …

In unserem Wohnzimmer ist es oft lebensgefährlich. Beine fliegen durch die Luft, gefolgt von Restkörpern, mal steht jemand auf dem Kopf, eine andere schwingt die Hüften verführerisch, ohne nur zu wissen, was das Wort bedeutet. Meistens ist die Musik superlaut und übertönt, dass sich gerne gleichzeitig über das nächste Lied gestritten wird. Meine drei kleinen Mädels lieben ihre Songs mit sonderbaren Titeln wie »Naked« oder »Shoot me down«. Bei vielen Textpassagen habe ich es mir abgewöhnt, rot zu werden, sondern halte mir einfach die Ohren zu. Nur wenn alle in der Schule sind, dann kommt meine Zeit, ich kann in Ruhe tanzen, ohne belächelt zu werden. Erst die Postbotin wundert sich über meinen roten Kopf, wenn ich die Tür öffne. Also, Sie wissen, was Sie heute 7 Minuten tun, und gleich auch noch, warum, denn die Wirkungen von Tanzen sind verblüffend.

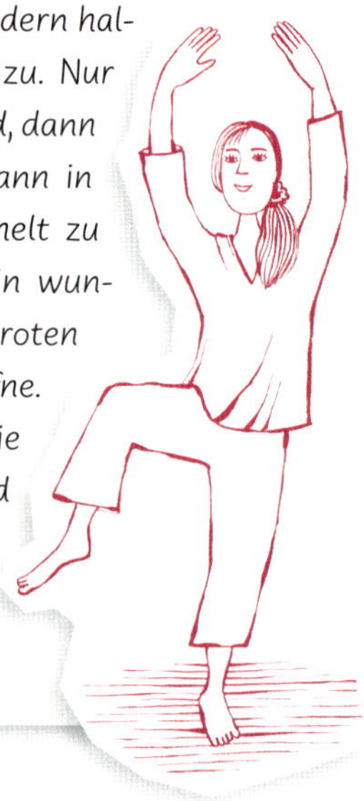

So wirkt's:

- anregend, aber stressabbauend
- macht gute Laune, fördert soziale Kontakte (wenn mit anderen)
- gut für die Muskulatur, Beweglichkeit und vor allem Balance
- lockert verklebtes Fasziengewebe
- positiv auf Gedächtnisfunktionen

So geht's:

Suchen Sie sich auf Ihrer Playlist ein oder zwei Lieblingssongs aus, zu denen Sie einfach tanzen MÜSSEN. Oder Sie drehen einfach laut das Radio auf oder einen TV-Music-Channel. Wenn Sie anfangen, mit dem Kopf zu wippen, oder Ihre Zehen bewegen, haben Sie verloren. Auf geht's!

Das bringt's:

Es sieht nicht nur toll aus, sondern macht auch fit, zudem einen Riesenspaß und tut damit der Seele gut: Tanzen ist großartig für den Muskelaufbau im gesamten Körper und das Faszien- oder Bindegewebe. Wissenschaftler konnten zeigen, dass Tanzen außerdem noch glücklich und schlauer macht. Unser Körper schüttet beim Rumhopsen zur Musik jede Menge Glückshormone aus, allen voran Endorphin und Dopamin. So wird das Gehirn auf verschiedenen Ebenen stimuliert und es können sich sogar neue Verbindungen, Synapsen, zwischen den Nervenzellen bilden.

Wissenschaftler der Ruhruniversität Bochum, wo seit 2008 geforscht wird, wie sich Tanzen auf unsere Gesundheit auswirkt, entdeckten, dass Tänzer nicht nur glücklicher, sondern auch reaktionsschneller und beweglicher sind und sich besser konzentrieren können. Dazu reicht schon eine Stunde Tanzen pro Woche! Tanzen scheint – egal ob Freestyle oder im Tangoschritt – eine so komplexe Angelegenheit zu sein, die unsere Motorik, unsere Aufmerksamkeit, das Langzeit- und Kurzzeitgedächtnis beansprucht, dass Experten wie der Musikpsychologe Gunter Kreutz von der Uni Oldenburg Tanzen auf Rezept empfehlen.

Das Schöne daran: Sie brauchen kein im Tanzkurs erlerntes Schritterepertoire, um loslegen zu können. Machen Sie es einfach wie die Lateinamerikaner und schwingen die Hüften. Begeisterung ist alles.

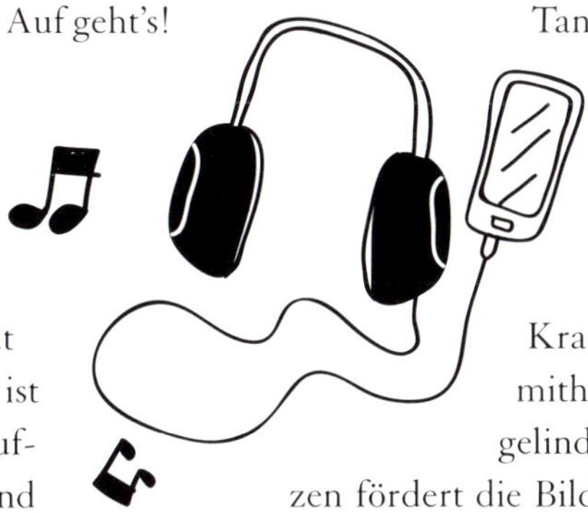

Tanzen hat außerdem noch eine besondere heilsame Wirkung. Eine Untersuchung mit Parkinson-Patienten zeigt, dass das für die Krankheit typische Zittern mithilfe von Tanztherapie gelindert werden kann. Tanzen fördert die Bildung neuer Nervenzellen bis ins hohe Alter. Damit lässt sich angeblich das Risiko, an Demenz zu erkranken, um etwa 20 Prozent senken und das Fortschreiten einer Demenz sogar aufhalten. Bei chronischen Schmerzen lockert Tanzen die Muskulatur und kann Verspannungen lösen. Durch Tanzen sinkt außerdem der Wert des Hormons Cortisol im Blut, was uns spürbar entspannt.

Auch das Selbstwertgefühl wird durch Tanzen gestärkt. Eindrucksvoll zeigte das Stardirigent Simon Rattle, der mit Berliner Schülern aus sozialen Brennpunkten im Jahr 2004 im Rahmen des sechswöchigen Tanzprojekts *Rhythm is it!* Strawinskys »Le Sacre du Printemps« üben und aufführen ließ. Zur Überraschung aller zeigte sich, dass die Jugendlichen soziale Kompetenzen, Teamgeist und ein neues Selbstbewusstsein entwickelten.

TIPP 6

JEDEN TAG EINE GUTE TAT

Für andere da sein und Gutes tun

FÜR EILIGE: Wir wollen nicht nur zum Geburtstag und zu Weihnachten anderen Menschen etwas Gutes tun. Tatsächlich ist das Bedürfnis, andere Personen glücklich zu machen, tief in uns verankert. Denn wie Studien zeigen, wird jeder, der anderen etwas Gutes tut oder anderen hilft, belohnt. Machen Sie sich heute ein Stück glücklicher, indem Sie zu anderen Menschen freundlich sind. Nutzen Sie Ihre 7 Minuten dazu, zu überlegen, wem Sie wie etwas Gutes tun können.

Gerade in Australien etwas sesshaft werdend, stand ich vor ein paar Jahren an der Supermarktkasse, und meine Kreditkarte funktionierte nicht. Normalerweise halb so schlimm, aber ich hatte einen riesig vollgepackten Wagen voller gekühlter Sachen, daneben drei kleine Kinder, die ihr Eis schon aufgerissen hatten. Die Kassiererin beschrieb mir den Weg zur nächsten Bank, zehn Minuten mit dem Auto, die Kinder wollten ihr Eis nicht hergeben, die Schlange hinter mir wurde immer länger. Einer dieser Momente. Dann trat eine Frau hervor und zahlte meinen ganzen Einkauf. Geld wollte sie nicht zurück, aber sie sagte: »Vielleicht können Sie es ja mal jemand anderem weitergeben.« Ich bekomme jetzt noch eine Gänsehaut, wenn ich daran denke. Aus der Panne wurde ein besonderer Moment. Vielleicht bietet sich Ihnen ja heute auch eine kleine Gelegenheit, diese Welt ein wenig schöner zu machen …

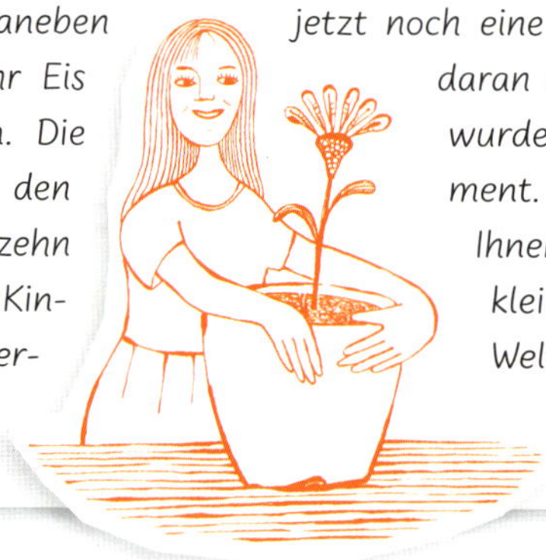

So wirkt's:

- verbindend
- stressabbauend
- gesundheitsfördernd
- macht gut gelaunt

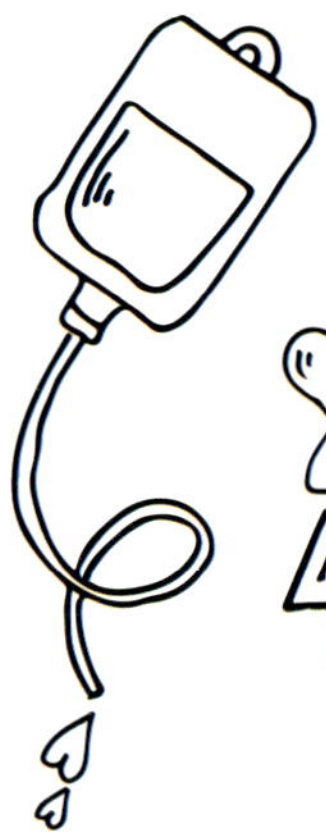

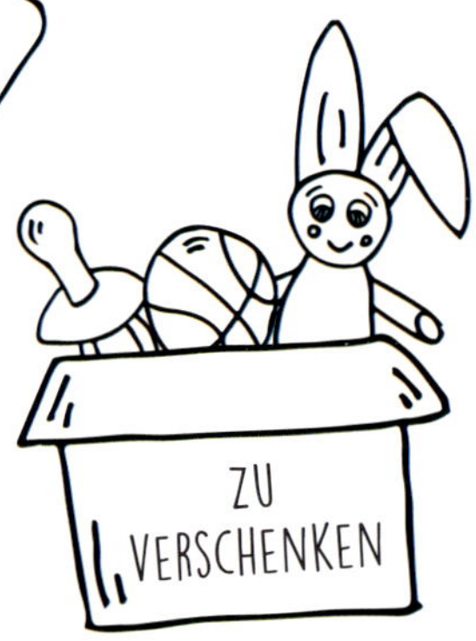

So geht's:

Hier sind verschiedene Vorschläge, wie Sie anderen etwas Gutes tun können:

Wenn Sie gerne aus der Distanz etwas tun möchten und über entsprechende Mittel verfügen:

- Spenden Sie Geld an eine Hilfsorganisation (zum Beispiel Oxfam, BUND oder UNICEF).
- Übernehmen Sie die Patenschaft für ein Kind im Ausland oder eine Schulpatenschaft für ein benachteiligtes Kind in Ihrer Nähe.
- Machen Sie einen Termin für eine Blutspende.

Und sonst gibt es da die unzähligen vielen kleinen Hilfen und Rücksichtnahmen, die man anderen zukommen lassen kann. Gehen Sie heute mit offenen Augen durch den Tag, wer Hilfe braucht, und geben sich einen Ruck, wenn die Situation sich bietet:

- An der Supermarktkasse den Hintermann vorlassen, der nur wenige Sachen im Wagen hat (Sie müssen ja nicht gleich bezahlen ☺).
- Rücksicht auf andere Menschen nehmen.
- Einer jungen Mutter helfen, den Kinderwagen in den Bus zu heben oder ein schreiendes Kind abzulenken.

Das bringt's:

Helfen und Schenken macht Menschen glücklich, darin sind sich Forschung und engagierte Menschen einig.

Dass uns Helfen so guttut, liegt daran, dass wir, seit es uns gibt, Gemeinschaftswesen sind. Gute Beziehungen sind für ein erfülltes und gesundes Leben eminent wichtig, das zeigten Forschungsergebnisse der berühmten Grant- und Glueck-Studien der Harvard-Universität. Fast 80 Jahre lang begleiteten die Langzeitstudien mehr als 700 Menschen und werden nun mit der nächsten Generation fortgesetzt.

Auch in der Schule der Positiven Psychologie gilt Menschlichkeit als eine von sechs Tugenden, zu denen Großzügigkeit, soziale Intelligenz und Liebe geben und annehmen zu können gehören. Jede positive Interaktion mit anderen Menschen stärkt unsere Menschlichkeit und steigert unser Glück.

Helfen kann man dabei auch aus der Distanz: Eine Studie zeigte, dass Menschen mit mehr Geld zwar tatsächlich etwas glücklicher sind als solche, die weniger haben. Aber es spielt für das Glücksgefühl eine genauso große Rolle, wie man sein Geld ausgibt. Menschen, die Geld für andere statt für sich selbst ausgaben, empfanden ein größeres Glücksgefühl. So zeigte die psychologische Vorfreude-Studie der kalifornischen Loma-Linda-Universität, dass beim Geber verschiedene Glückshormone (Dopamin, Endorphin, Serotonin und Oxytocin) freigesetzt werden und gleichzeitig der Pegel an Stresshormonen abflaut. Das Beste: einige dieser Botenstoffe, wie Dopamin, werden unabhängig davon freigesetzt, ob wir eine Rückmeldung auf unsere gute Tat erhalten oder nicht.

Beim aktiven Handeln erleben wir Freude, hören einen Dank, spüren vielleicht eine Umarmung. Doch auch Engagement auf Distanz macht Freude, weil man etwas Gutes bewirkt hat und die Welt dadurch ein Stück besser macht. Und das wirkt sich immer auch positiv auf das eigene Wohlbefinden aus.

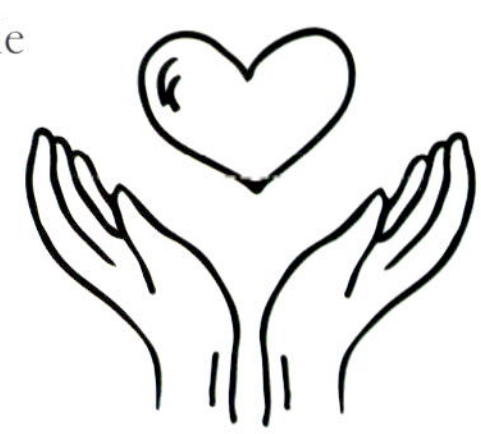

ZEIGT HER EURE HÄNDE …

TIPP 7

Anti-Aging-Programm für zehn Finger

Hände werden gerne als Visitenkarte ihres Trägers oder ihrer Trägerin gesehen. So erkennt man an den Händen (und auch an den Füßen) das tatsächliche Alter eines Menschen wesentlich deutlicher als an seinem Gesicht. Achten Sie deshalb heute mal besonders auf Ihre Hände und verwenden Sie sie nicht nur zum Tippen, Putzen oder Werkeln. Lassen Sie Ihren Händen auch mal etwas andere Bewegung als normale Routineabläufe zukommen und gönnen ihnen eine Extrapflege. Das kräftigt die Handmuskulatur und lässt Sie länger jung aussehen und angeblich auch bleiben!

Ich gehöre leider zu den Menschen, die nicht besonders auf ihre Hände achten. Ich mag sie zwar, und sie machen auch das meiste, was ich möchte, aber anscheinend lassen sie mich gerne mal alt aussehen. Das erste Mal mit Ende 30. Damals kamen diese komischen Tests auf, mit denen man das biologische Alter, also sozusagen das »echte« Alter, bestimmen kann. Ich war mir ziemlich sicher, dass ich diesen Test auch live in der Sendung bestens bestehen würde. Alles lief nach Plan, dann ließen mich ausgerechnet meine Hände alt aussehen. Ich hatte nicht so viel Kraft in meinen leicht wurstähnlich geformten äußersten Gliedmaßen, wie ich hätte haben sollen, und das zog mein Gesamtalter empfindlich hoch. Damit nicht genug: Kaum über 40, fingen manche Freundinnen und sogar Männer an, mir auf die Finger zu gucken betreffs Altersbestimmung, und ich bekam den vorsichtig formulierten Hinweis, doch mal was gegen meine trockene Haut zu tun. Falls Ihnen das auch so geht oder damit es gar nicht erst passiert, kommt hier heute ein etwas verblüffender, aber wirkungsvoller Pflege-Tipp für die Pfötchen.

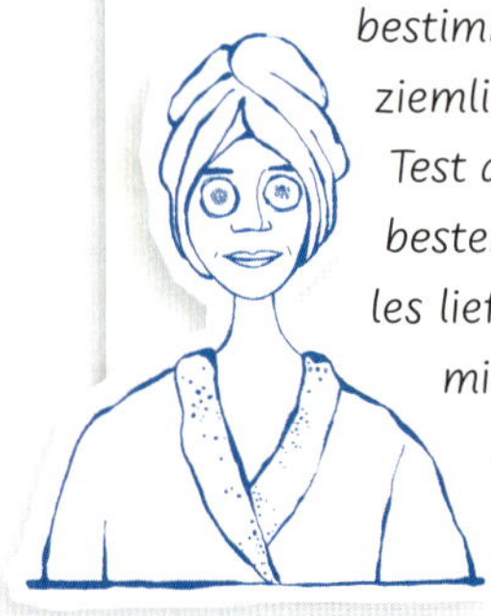

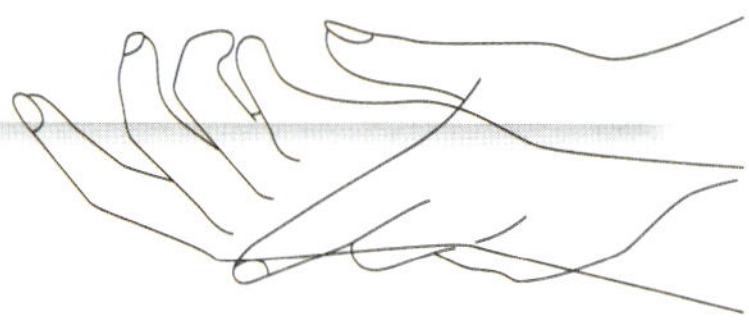

So wirkt's:

- schützt die dünne Haut der Hände
- fettet ein und spendet Feuchtigkeit
- fördert die Beweglichkeit
- verjüngt und stärkt die Handmuskulatur

So geht's:

ZUTATEN

- 300 ml Buttermilch
- 2 EL Olivenöl
- Schale
- kleines Handtuch

ANLEITUNG

- **Zur Kräftigung:** Strecken Sie dann Ihre Arme nach vorne und bilden mit Ihren Händen Fäuste und öffnen ganz schnell die gespannte Hand. Eine Minute lang wiederholen.

- **Zur Pflege:** Vermischen Sie 300 ml Buttermilch mit 2 EL Olivenöl und erwärmen das leicht. Dann Hände hineintunken. Lassen Sie das Buttermilch-Öl vier Minuten lang einwirken und massieren Sie währenddessen Ihre Hände. Überschüssiges Öl anschließend nur abtupfen. Die Haut wird samtweich.

Das bringt's:

Gepflegte Haut und wohlgeformte Fingernägel gelten als kultiviert und elegant. Schwielige, trockene Haut in Kombination mit rissiger Nagelhaut deuten auf einen arbeitsreichen Alltag hin, aber auch auf mangelnde Zuwendung für unsere wichtigen und empfindsamen Hände. Denn sie haben jede Menge zu tun: Sie werden zum Gruß und zur Versöhnung oder zum Bund fürs Leben gereicht, sie berühren und streicheln, sie können sprechen, indem wir mit ihnen gestikulieren, sie schützen, halten fest, greifen, kneten, kneifen, boxen und sind für jede handwerkliche Tätigkeit unabdinglich.

Trotz ihrer extremen Beanspruchung im Lauf eines Lebens bleibt die Oberhaut an den Händen immer dünn und ist nur mit wenigen Talgdrüsen und Unterhautfettgewebe ausgestattet. So werden die Hautschichten nur spärlich mit körpereigenem Fett versorgt. Dabei müssen sie eine ganze Menge aushalten: Sonneneinstrahlung, Kälte, Wasser, Seife und Putzzeug.

Unsere Hände sind ein Gesamtkunstwerk: Mit einer Komposition aus drei Nerven, 27 Knochen, 17 000 Fühlkörperchen, 33 Muskeln und verschiedenen Sehnen gehören sie zu den am kompliziertesten aufgebauten Körperteilen. Das macht die Hände nach der Zunge im Übrigen auch zu unserem sensibelsten Tastinstrument. Neben dem Gesicht und dem Hals sind sie außerdem nicht nur die am häufigsten sichtbaren Körperteile von uns, sondern auch die individuellsten. In der Antike war man sogar davon überzeugt, die Hände verrieten die Charaktereigenschaften und die Zukunft des Menschen.

Als gesichert gilt, dass unsere Hände immer auch ein Spiegel unserer Gesundheit sind, denn bei vielen Krankheiten oder Mangelerscheinungen verändern Finger und Nägel ihre Form, Farbe und Struktur, und auch die Griffkraft kann sich ändern. Stärkt man diese jedoch regelmäßig, betreibt man nicht nur aktives Anti-Aging, sondern lebt laut Studien zum Händedruck sogar länger. Untersuchungen zeigen außerdem, dass Menschen mit guter Griffkraft im Alter seltener an Kreislauferkrankungen leiden. Auch die geistige Leistungsfähigkeit scheint mit einem starken Händedruck zusammenzuhängen.

ANKERTAG

Die erste Woche ist vorbei, und Sie haben aus den sieben Lebensstilbereichen jeweils einen Tipp ausprobiert. Welchen fanden Sie super, welchen ganz okay oder einfach nur blöd? Kreuzen Sie den entsprechenden Smiley an:

TIPP 1 **Gesundheit: Gut gewickelt**
Erste Hilfe für die Leber (Seite 14) ☺ 😐 ☹

TIPP 2 **Mind-Body-Medizin: Kreative Wartepause**
Energiegeschenk für zwischendurch (Seite 16) ☺ 😐 ☹

TIPP 3 **Ernährung: Freie-Bahn-Shot**
Zitronen-Knoblauch-Mix gegen Gefäßablagerungen (Seite 18) ☺ 😐 ☹

TIPP 4 **Selbstreflexion: Kluge Entscheidungen treffen**
Für und Wider abwägen (Seite 20) ☺ 😐 ☹

TIPP 5 **Bewegung: Let's dance!**
Abrocken für Körper und Seele (Seite 22) ☺ 😐 ☹

TIPP 6 **Ich & Du: Jeden Tag eine gute Tat**
Für andere da sein und Gutes tun (Seite 24) ☺ 😐 ☹

TIPP 7 **Schönheit: Zeigt her eure Hände …**
Anti-Aging-Programm für zehn Finger (Seite 26) ☺ 😐 ☹

Machen Sie heute möglichst die Tipps, die Ihnen gefallen haben, noch mal. Manches geht dann gleich noch leichter und fixer. Wenn Sie nur 7 Minuten Zeit haben, suchen Sie Ihren Favoriten raus und markieren sich die anderen für die nächsten Ankertage. Alle neutralen Smileys kommen vielleicht noch mal zum Einsatz. Sollte Ihnen gar nichts gefallen haben, schnaufen Sie heute durch und schauen schon mal auf die nächste Woche.

RÜCKBLICK

Hier können Sie notieren, welche der Tipps Ihnen gut gefallen haben und welche weniger. Notieren Sie Ihre Erfahrungen in dieser Woche.

Diese/r Tipp/s hat/haben mir am besten gefallen/richtig gutgetan, weil …

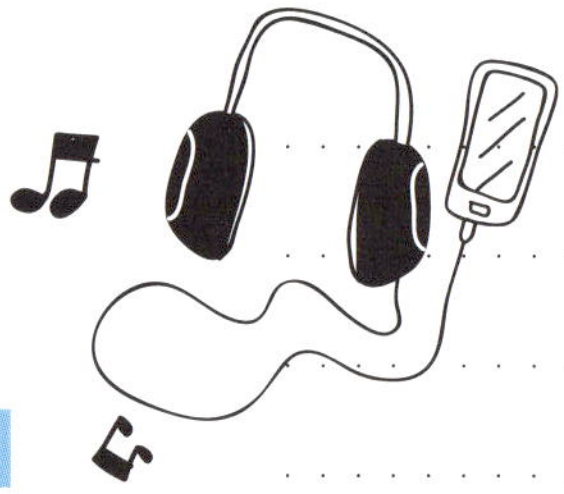

Ich baue diese/n Tipp/s auch in der nächsten Woche wieder ein. (Notieren Sie hier den Tag und vielleicht auch die Uhrzeit.)

Diese/n Tipp/s versuche ich vielleicht irgendwann noch mal:

. . . .

. . . .

. . . .

. . . .

. . . .

. . . .

. . . .

. . . .

. . . .

. . . .

. . . .

Blöd war/en diese/r Tipp/s, weil …

. . . .

. . . .

. . . .

. . . .

. . . .

. . . .

. . . .

. . . .

. . . .

. . . .

. . . .

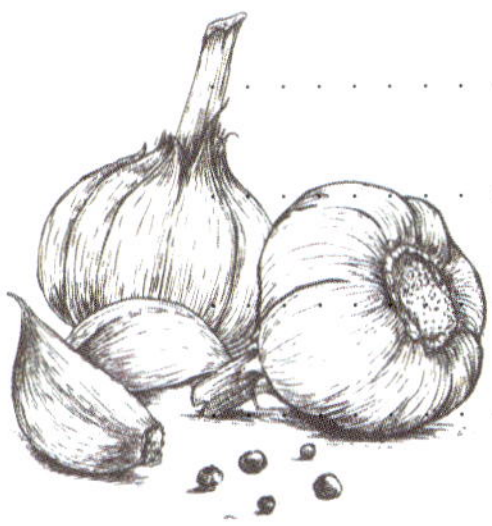

Das habe ich jetzt schon regelmäßig eingebaut:

. . . .

. . . .

. . . .

. . . .

Meine Ideen dazu:

. . . .

. . . .

. . . .

. . . .

. . . .

. . . .

EXTRATIPP: GESUNDHEIT FÜR DIE NÄCHSTE LEBERKUR

Wer gerne noch mal den Leberwickel machen möchte, kann ihn heute mit einem Schafgarbenaufguss verstärken, denn Schafgarbentee regt die Lebertätigkeit an und beugt Schäden vor, zudem wirkt er gut bei vegetativer Erschöpfung (wenn man sich richtig platt fühlt).

So bereiten Sie einen Tee mit *Herba millefolii* (Schafgarbe) zu: Geben Sie 1,5 Tassen heißes, aber nicht kochendes Wasser auf 1 Esslöffel Kraut und lassen es 10 Minuten ziehen. Durch ein feines Sieb abseihen. Trinken Sie eine Tasse davon und legen das doppelt gelegte Innentuch in den restlichen Tee und wringen es fest aus. Dann unter dem Wickel direkt auf die Haut auflegen. Nicht bei Allergie gegen Korbblütler oder in der Schwangerschaft.

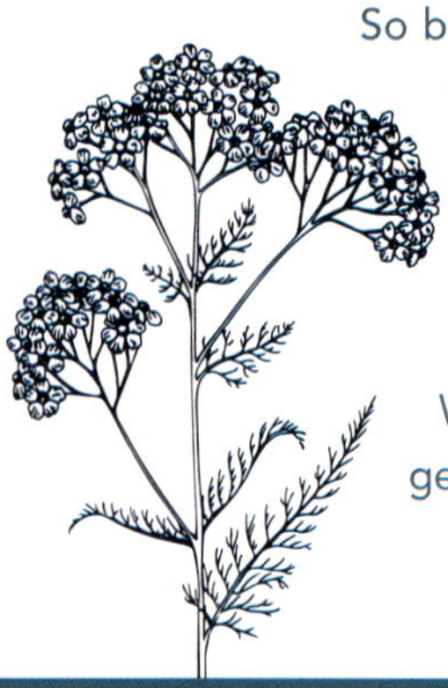

VORBEREITUNG FÜR WOCHE 2

Diese Zutaten und Utensilien brauchen Sie für die Tipps in der zweiten Woche:

- Oliven-, Sesam-, Sonnenblumen- oder Leinöl
- 300 ml Pflanzendrink oder Milch
- Kurkumapulver
- ein Stück Ingwerwurzel (ca. 2 cm groß)
- schwarzen Pfeffer aus der Mühle
- Zimtpulver
- gemahlene Muskatnuss
- Agavendicksaft oder Honig

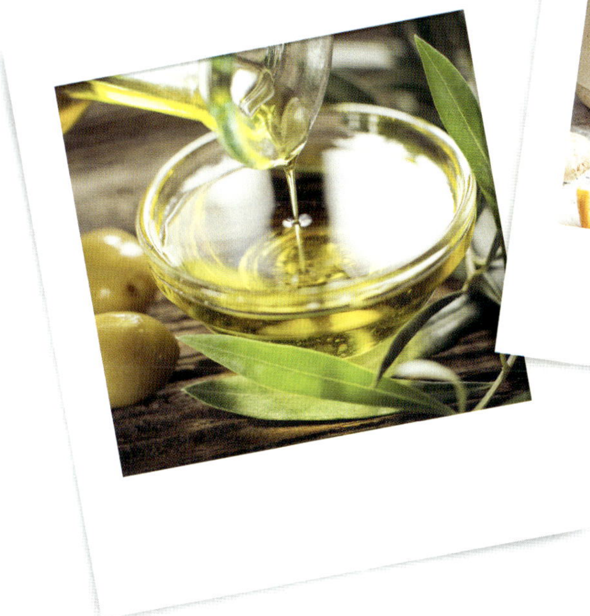

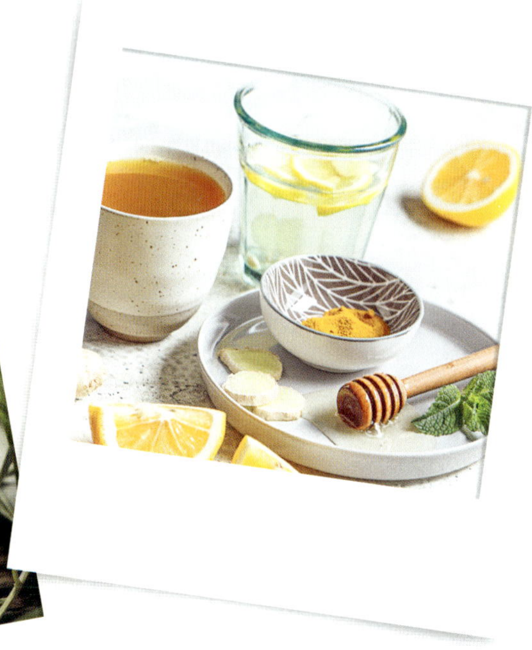

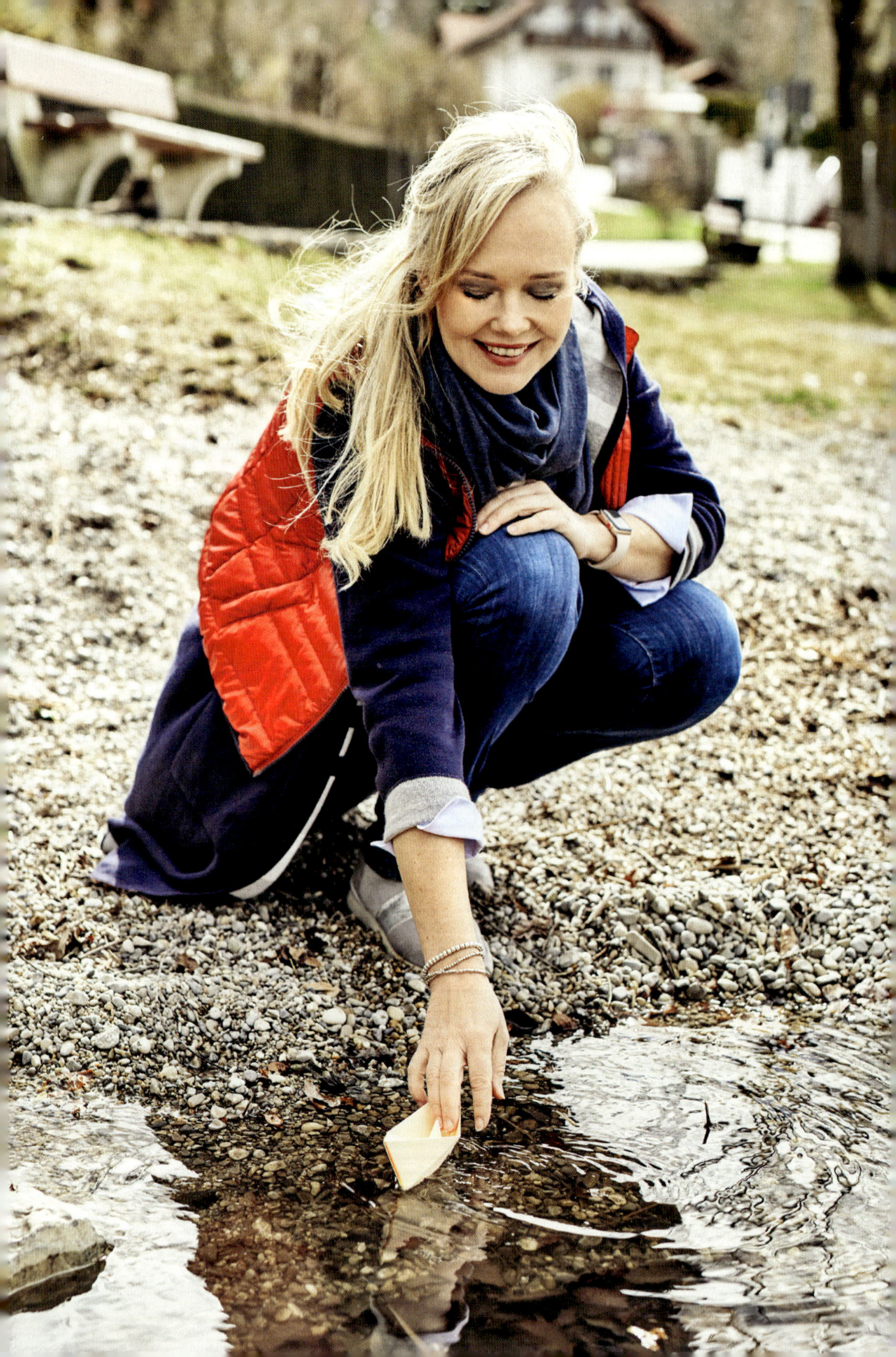

WOCHE

2

In den nächsten sieben Tagen erwarten Sie ein ganz einfaches Zahnpflegeritual mit Vielfachwirkung, eine wunderbare Methode, um gut zur Ruhe zu kommen, ein leckerer Detox-Drink, kleine, aber effiziente Maßnahmen, wie Sie die Welt zu einem besseren Ort machen, ein hochwirksames Minimal-Work-out für mehr Muskeln, wie Sie beim Spazierengehen Kontakte vertiefen und mit einer Spezialgymnastik fürs Gesicht um Jahre jünger aussehen können.

TIPP 1

ÖLWECHSEL

Zahnpflegeritual mit Zusatznutzen

FÜR EILIGE: Aus uralten ayurvedischen Schriften überliefert, hilft tägliches Ölziehen nicht nur, Ablagerungen auf den Zähnen zu reduzieren und Zahnfleischerkrankungen vorzubeugen, sondern auch vor Herzerkrankungen zu schützen. Nehmen Sie 1–2 EL eines guten Pflanzenöls und ziehen es 2 bis 5 Minuten durch Ihre Zähne. Danach ausspucken, Zähne putzen und mit Wasser nachspülen.

Zugegeben, es kostet vielleicht zuerst ein wenig Überwindung, aber so schwer ist es dann auch wieder nicht, das Ölziehen. Das Wichtigste ist, dass Sie beim ersten Mal keinen zu großen Schluck nehmen, denn dann wird's allerdings schwierig … Die ersten Male musste ich mich ehrlicherweise etwas schütteln, aber ich sagte mir: Ruhig bleiben, weiteratmen, wenn halb Indien das schafft, kannst du das auch. Außerdem wichtig: Nicht zu viel Luft in die Backen blähen und immer trocken weiterschlucken, dann fluppt es ganz von alleine. Mittlerweile nutze ich die Zeit, um währenddessen die Spülmaschine auszuräumen oder andere geliebte Hausarbeiten zu erledigen, bis ich fertig »gezischt« habe.

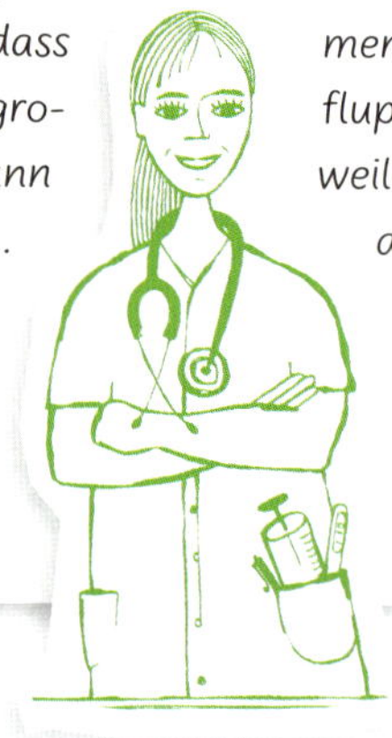

So wirkt's:

- verringert die Keimzahl in Mund- und Rachenraum
- reduziert Plaques und Zahnfleischentzündungen (Parodontitis)
- schmerzlindernd bei empfindlichen Zahnhälsen
- senkt das Risiko für Herzerkrankungen

So geht's:

ZUTATEN

1–2 Esslöffel Oliven-, Sesam-, Sonnenblumen- oder Leinöl

ANLEITUNG

- Kippen Sie 1–2 EL Öl wie einen Kurzen in den Mund – nicht nippen. So schmackhaft ist es leider nicht.
- Bewegen Sie das Öl in Ihrem Mund herum, von der einen Seite zur anderen, ganz entspannt.
- Drücken und ziehen Sie das Öl durch Ihre Zähne, hin und her, cirka 2 bis 5 Minuten lang oder länger. Das Öl verändert langsam durch den Speichel seine Beschaffenheit und wird weniger träge.
- Schließlich spucken Sie es wieder aus. Jetzt sollte das Öl weißlich sein.
- Nun ganz normal die Zähne putzen. Danach mit klarem Wasser ausspülen.

Dieses Geheimrezept für weißere Zähne und gesundes Zahnfleisch stammt aus der traditionellen indischen Heilkunde, dem Ayurveda, und ist am besten als Kur anzuwenden, also über einen Zeitraum von drei bis vier Wochen, oder auch als Akuthilfe, wenn das Zahnfleisch entzündet ist. Dabei ruhig nach Geschmack zwischen Sesam-, Sonnenblumen-, Oliven- und Leinöl wechseln. Probieren Sie es heute einmal, um herauszufinden, ob Sie diese Methode in Ihr morgendliches Zahnputzritual einbauen könnten. Nicht für immer, aber immer mal wieder.

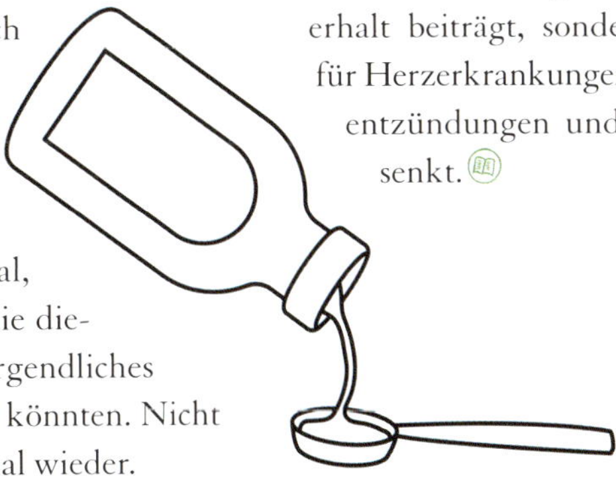

Das bringt's:

Gute kalt gepresste Pflanzenöle haben in der traditionellen indischen Heilkunde eine große Bedeutung. Das Ölziehen zum Entgiften ist im Ayurveda seit Jahrtausenden bekannt, dazu wird in der Regel Sesamöl verwendet. In der russischen Volksmedizin ist Ölziehen übrigens ebenfalls beliebt, allerdings mit Sonnenblumenöl.

Die Methode fördert die Ausscheidung von schädlichen Stoffen, vor allem von Keimen aus dem Mund- und Rachenraum. Das Hin- und Herzischen des Öls durch die Zähne regt die Tätigkeit der Speicheldrüsen an. Unser Speichel enthält bestimmte Eiweißkörper, die für die Abwehr von Krankheitserregern wichtig sind: zum Beispiel Lysozym, das Bakterienhüllen auflösen kann.

Ölziehen entsorgt Giftstoffe und Keime aus dem Mundraum und hilft dem Körper auf diese Weise, Infekte schnell im Keim zu ersticken. Gleichzeitig nährt es das Zahnfleisch mit bioaktiven, zellschützenden Pflanzenstoffen aus dem Öl. Das ist wichtig, denn unser Mund ist die wichtigste Eintrittspforte in unseren Körper. Aus Studien weiß man, dass das Verhindern von Zahnfleischentzündungen nicht nur zum Zahnerhalt beiträgt, sondern auch das Risiko für Herzerkrankungen, insbesondere Herzentzündungen und Herzklappenfehler, senkt.

TIPP 2

GEDANKEN AUF SCHIFFCHEN SETZEN

Endlich gut zur Ruhe kommen

FÜR EILIGE: Der Schlaf ist keine vergeudete Zeit, sondern unsere Energietankstelle. Fakt ist: Wer besser schläft, ist nicht nur wacher, sondern auch gelassener und gesünder. Dabei ist es manchmal gar nicht so einfach, gut in den Schlaf zu finden, weil einem noch der Stress des Tages in den Knochen sitzt. Damit das heute besser klappt, zeige ich Ihnen eine kleine, aber effiziente Einschlafübung. Die machen Sie, sobald Ihr Kopf das Kissen berührt hat. Setzen Sie störende Gedanken einfach 7 Minuten lang auf Schiffchen und lassen Sie sie einen imaginären Fluss hinuntertreiben. So schlafen Sie unbelastet und entspannt ein.

Ich schlafe in der Regel wie ein Bär, auch ähnlich laut manchmal, sagt mein Mann. Obwohl ich bezweifle, dass er wirklich schon mal neben einem Bären geschlafen hat. Vermutlich säuseln Bären nur sanft. Wer nicht gesäuselt hat, waren unsere Zwillinge. Das Gemeine bei Zwillingen ist, dass sie einander aufwecken. Wenn der erste schreit, denkt der zweite: Alarm! und schreit gleich mit, und dann hätte ich wieder die zusätzlichen Hände gebraucht, die mir stets gefehlt haben, um zwei Babys gleichzeitig zu versorgen. So war's das dann mit dem Schlaf, und dies blieb mir viele Jahre. Beim kleinsten Geräusch stand ich senkrecht. Und lag tagsüber gerne mal flach vor Müdigkeit. Nicht gut schlafen zu können ist eine Misere, aber man kann durchaus etwas dagegen tun. Haben wir keine kleinen Kinder mehr, sind es ja oft unsere eigenen Gedanken, die uns nicht schlafen lassen. Dabei werden wir die täglichen Probleme nachts bestimmt nicht lösen, deshalb sagen Sie heute mal: »Stopp! Ich kümmere mich morgen ausgeschlafen um euch«, und setzen sie kurzerhand auf Schiffchen. Und dann: Gute Nacht!

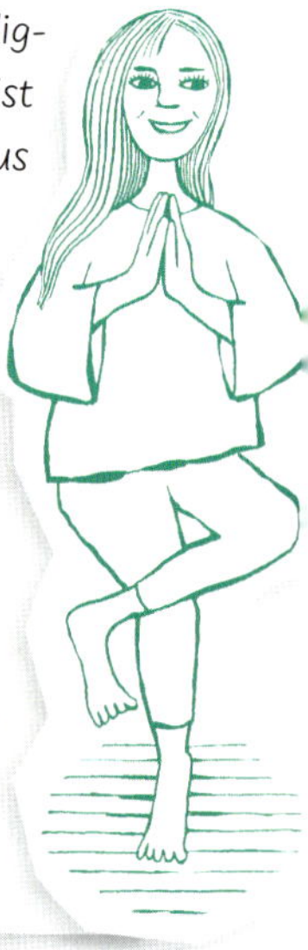

So wirkt's:

- das Gehirn sortiert Unwichtiges aus, speichert Wichtiges
- Heilungs- und Reparaturprozesse finden statt
- das Immunsystem arbeitet auf Hochtouren
- Zellen erneuern sich

So geht's:

Egal, ob ein Nickerchen ansteht oder die Nachtruhe: Heute werden Sie versuchen, befreit von einem störenden Gedankenkarussell einzuschlafen. Dazu legen Sie sich bequem hin, schließen die Augen, atmen ruhig und tief in Ihren Bauch hinein und lassen den Atem in seinem Rhythmus kommen und wieder gehen. Sobald ein Gedanke auftaucht, der Sie stört, sehen Sie ihn sich an und schreiben ihn auf ein imaginäres Blatt Papier. Das Blatt Papier falten Sie nun ebenfalls in Gedanken zu einem Papierschiffchen. Das setzen Sie auf einem kleinen Bach aus und sehen zu, wie es stromabwärts treibt. Je weiter sich das Schiffchen entfernt, desto mehr distanzieren Sie sich auch von Ihren störenden Gedanken. Konzentrieren Sie sich dann einfach weiter auf Ihren Atem und kommen zur Ruhe. Sollte ein nächster störender Gedanken auftauchen, geht auch dieser den Bach runter. Immer wieder, ganz entspannt.

Das bringt's:

Jeder Dritte in Deutschland hat Schlafprobleme, findet schlecht in den Schlaf oder liegt zur Schlafenszeit wach und grübelt. Oft sind erhöhte Stresshormonspiegel, ein unregelmäßiger oder ungesunder Lebensstil, Schmerzen, aber auch Schichtdienste die Ursache. So entfällt die Langzeitpause, die der Organismus dringend benötigt. Man kann sich nicht erholen und geht mit gedrosselter Leistungsfähigkeit in den Tag. Doch warum ist der Schlaf so wichtig?

Nachts nutzt der Körper unsere »Abwesenheit«, um Zellen zu reparieren, Wunden zu heilen, Sprachen, Radfahren oder ein Klavierstück abzuspeichern, zu entgiften oder frische Energie zu tanken. Das alles passiert, während wir gar nicht richtig da sind.

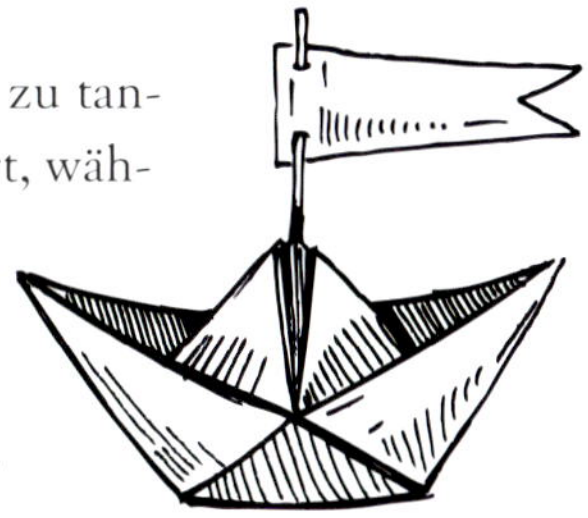

Wir nehmen noch nicht mal den Moment des Einschlafens wahr. Ohne die nächtlichen Erneuerungsprozesse könnte unser Gehirn sich nicht sortieren, und wir würden nicht lange überleben. Gesteuert werden all diese Prozesse durch Hormone und Botenstoffe, wie zum Beispiel das Schlafhormon Melatonin. Dieses Schlüsselhormon der inneren Uhr steht in enger Wechselwirkung mit dem Schlaf-Wach-Rhythmus. Es signalisiert dem Körper, dass der Stoffwechsel auf Regeneration umschaltet, und regt die Immunfunktionen an.

Die zeitlichen Abläufe werden dabei von unserer inneren Uhr koordiniert. So werden beispielsweise mit Einbruch der Nacht verstärkt Wachstumshormone freigesetzt, die dafür sorgen, dass Kinder nachts wachsen und Reparaturprozesse stattfinden können. In den Morgenstunden wird dann die Cortisolausschüttung angeregt, damit wir wach werden und frisch in den Tag starten. Für die jahrzehntelange Erforschung dieses Mechanismus wurde 2017 sogar der Nobelpreis für Medizin vergeben.

Für all diese Aufgaben braucht der Körper fast genauso viel Energie wie tagsüber. Die holt er sich aus den Reserven in den Fettzellen. Für das Intervallfasten (siehe auch Seite 150) wird die nächtliche Schlafpause deshalb gerne genutzt, um den Stoffwechsel zu entlasten. Es lohnt sich also, stressige schlafstörende Gedanken auf große Fahrt zu schicken.

TIPP 3

GOLDENE MILCH

Genussreicher Detox-Drink mit antientzündlicher Wirkung

FÜR EILIGE: Ein beliebter Gesundmacher aus der ayurvedischen Küche ist Milch mit Kurkuma. Genießen Sie die goldene Milch als Gesundheits-Push zwischendurch, gerne auch täglich. Denn Kurkuma ist das moderne Allheilmittel, vielfältig und tief greifend bei regelmäßiger Anwendung. Probieren Sie heute aus, ob auch Sie es in Zukunft in Ihren Speiseplan integrieren möchten.

Kurkuma ist als Zusatz für verschiedene innere und äußere Anwendungen in der Naturheilkunde so etwas wie die Mistel in Miraculix' legendärem Zaubertrank. Denn kaum eine Pflanze wird zurzeit so beforscht und zeigt allerlei positive Wirkungen in den unterschiedlichsten Bereichen. Sie ist fast so etwas wie eine Jungbrunnensubstanz und Supermedikament zugleich. Wow, was will man mehr? Einen Versuch ist es wert, denke ich, Kurkuma ins tägliche Leben einzubauen und zu schauen, ob man selbst auch von den vielen positiven Effekten profitiert. Wirksam ist Kurkuma in der Dosierung von 1,5 bis 3 Gramm, ab 4 Gramm wird's oft zu viel für den Magen und er kann schmerzen. Das sind 1 bis 3 Teelöffel. Ich finde, die frische Wurzel macht schnell gelbe Flecken, deshalb empfehle ich das Pulver. Hier kommt mein Vorschlag für die so beliebte goldene Milch. In Australien ist übrigens der Tumeric Latte (also Kurkuma-Milch-Kaffee) sehr beliebt. Hier wird Kurkuma (Tumeric) zusammen mit Zimt und Pfeffer auf den Kaffee gepudert. Übrigens: Auch unser betagtes Pferd bekam vom Tierarzt täglich Tumeric (Kurkuma als Pulver im Futter) gegen seine Gelenkbeschwerden verordnet.

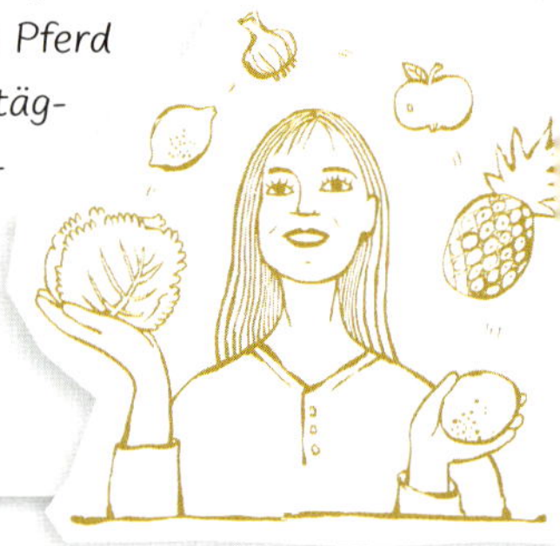

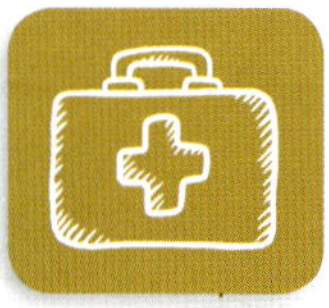

So wirkt's:

- entzündungshemmend und schmerzlindernd
- gegen Magen- und Darmbeschwerden
- cholesterinsenkend
- schützt das Gehirn
- schützt die Gefäße (antientzündlich)
- aktiviert die Gehirnleistung
- stärkt das Immunsystem und soll dadurch auch vor Krebs schützen

++++++++++ **Nur 7 Minuten?** +++++++++++ 7 Minuten für die Zubereitung +++++++++++

So geht's:

Verwenden Sie für die Zubereitung am besten Zutaten in Bio-Qualität und Milch oder einen Pflanzendrink (z. B. Mandel-, Soja- oder Haferdrink). Falls Sie Milch gut vertragen, können Sie diese gern verwenden. Wichtig zum Aktivieren der Heilwirkungen im Kurkuma sind immer drei Dinge: etwas Wärme, etwas Fett und etwas Pfeffer.

ZUTATEN

- 300 ml Milch/ Pflanzendrink
- 1–3 Teelöffel Kurkumapulver
- ein Stück Ingwer (ca. 2 cm groß; je mehr Sie verwenden, desto schärfer wird das Getränk)
- ¼ TL Pfeffer aus der Mühle
- ¼ TL Zimtpulver
- 1 Prise gemahlene Muskatnuss
- Agavendicksaft oder Honig

ZUBEREITUNG

Geben Sie die Zutaten in einen Mixer oder in ein hohes Gefäß und pürieren Sie alles, bis die Masse eine feine Konsistenz hat. Warm schmeckt und wirkt die Milch am besten, am einfachsten in einem automatischen Milchaufschäumer erwärmen und aufschäumen.

Das bringt's:

Die goldene Milch gilt im Ayurveda, der altindischen Heilkunde, seit Jahrtausenden als heilendes, anregendes und reinigendes Getränk. Nur fällt es uns Deutschen oft schwer, täglich 2–3 TL dieses Supergewürzes im Essen unterzubringen. Mit der goldenen Milch nehmen Sie täglich genug auf, damit die Kurkuma wirken kann, und sie schmeckt auch noch richtig gut. Honig und Gewürze wie Ingwer, Zimt und Muskat können Sie nach Belieben unterrühren. Der Fettanteil in der Milch hilft dabei, das fettlösliche Curcumin besser aufzunehmen. In Kombination mit dem Pfeffer und der Wärme entfaltet die goldene Milch dann optimal ihre Wirkung: Bei uns anerkannt ist Kurkuma zur Behandlung von Magenbeschwerden, Übelkeit, Appetitverlust oder Völlegefühl sowie von Entzündungen des Verdauungssystems. Gut untersucht ist auch die entzündungshemmende und schmerzlindernde Wirkung. Kaum zu glauben, aber wahr: Es schneidet bei regelmäßiger Einnahme in Studien genauso gut ab wie das Schmerzmittel Ibuprofen. Aber Kurkuma schützt auch Zellen vor Alterungsprozessen, indem es Genreparaturmechanismen aktiviert. Außerdem gibt es Hinweise darauf, dass die Wurzel auch den Gehirnstoffwechsel anregt und die Leistungen unserer Steuerzentrale im Kopf verbessert. Zudem aktiviert es unser Immunsystem und körpereigene Proteine, die Tumorzellen bekämpfen.

Die tägliche goldene Milch ist in der Regel nebenwirkungsfrei. Nur vor der regelmäßigen Einnahme von curcuminhaltigen Medikamenten fragen Sie bitte Ihren Arzt.

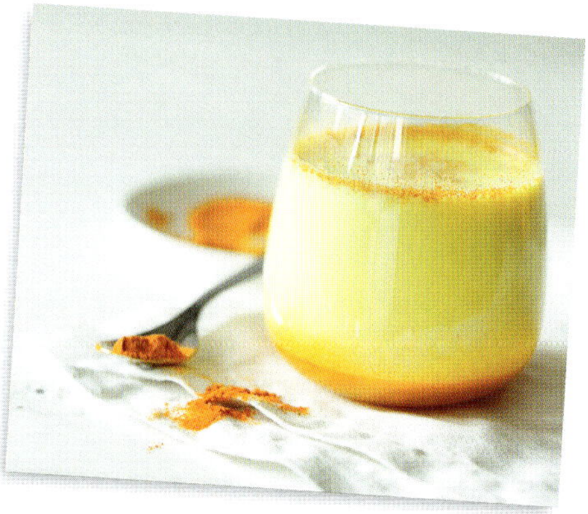

+++++ **Nur 7 Minuten?** +++++++++++ 7 Minuten für die Zubereitung +++++++++++++++

TIPP 4

NACHHALTIG LEBEN

Die Welt zu einem besseren Ort machen

FÜR EILIGE: Heute geht es um das große Thema Nachhaltigkeit, das wir ganz klein angehen. Denn jeder von uns kann jeden Tag einen Beitrag dazu leisten, lebenswichtige Ressourcen zu sparen oder dass unser Planet nicht so vermüllt. Und gleichzeitig fühlen wir uns selbst besser dabei, wenn wir bewusst handeln und konsumieren. Wählen Sie sich in Ihren heutigen 7 Minuten einen der sieben Nachhaltigkeitstipps aus und setzen ihn um. Die Zukunft sagt Danke!

Der Corona-Virus hatte uns zur Entstehungszeit dieses Buchs alle fest im Griff und vieles verändert. Glücklicherweise nicht alles zum Negativen. Besonders interessant finde ich den Humor, der sich überall auf unseren Handys in Sekundenschnelle über die Welt verbreitete. Einen Spruch fand ich zwar etwas angeschwärzt vom Humor her, aber findig: Die Welt (also wir Menschen) sagt: »Auf gar keinen Fall können wir unseren Lebensstil aufgeben, um Emissionen zu verringern, den Klimawandel zu verlangsamen oder die Umwelt zu schützen.« Was antwortet Mutter Natur? »Hier hab ich einen Virus für euch. Übt schön!«

Okay, der Aufwand ist erheblich und die Schäden für die Wirtschaft sind immens. Aber die Erfolge sind doch verblüffend. Schön wäre es, wir könnten alle ein Stück weit lernen, dass Shoppen nicht so wichtig ist wie Freunde, dass man im Home-Office auch arbeiten kann, dass man nicht so viel durch die Gegend rasen muss etc. pp. Heute bitte ich Sie, in den 7 Minuten über ein nachhaltiges Verhalten im Alltag zu reflektieren. Bestimmt machen Sie schon das ein oder andere, dann legen Sie doch heute noch mal einen drauf!

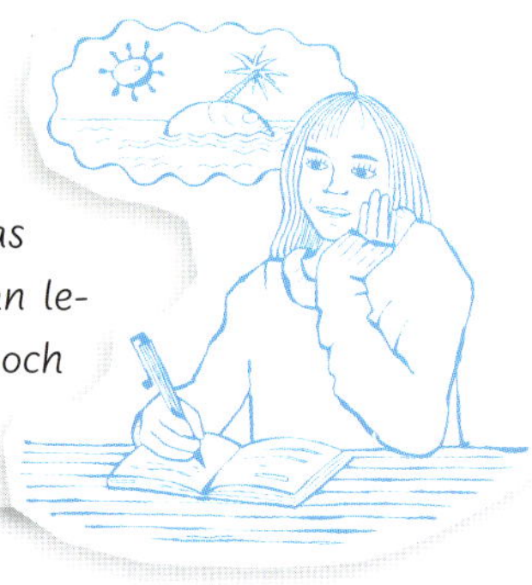

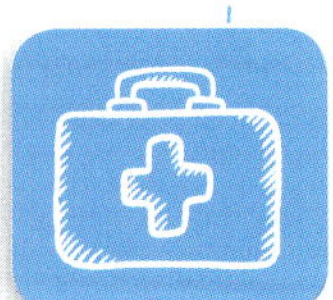

So wirkt's:

- umweltschützend
- ressourcenschonend
- teilweise geldsparend
- zeitsparend
- bereichernd
- verantwortungsvoll

So geht's:

- Kaufen Sie heute nichts! Und überlegen Sie beim nächsten Einkauf, ob Sie das Neue wirklich brauchen. Nichts kaufen kostet weder Zeit noch Geld und verbraucht keine Ressourcen!
- Wechseln Sie zu einem Ökostromanbieter. So sparen Sie und Ihr Haushalt eine Menge (CO_2). Außerdem unterstützen Sie die saubere Stromerzeugung und dämmen den Einfluss umweltschädigender Anbieter ein. Erkundigen Sie sich in Ihrer Region oder beispielsweise bei www.naturstrom.de, www.lichtblick.de oder www.greenpeace-energy.de.
- Essen Sie heute morgens, mittags oder abends bewusst weniger oder kein Fleisch, Fisch, Eier oder Milch und deren Produkte. Unsere Ernährung macht neben der Textilindustrie den größten ökologischen Fußabdruck aus. Fleischkonsum ist mitverantwortlich für den Klimawandel, Ressourcenverschwendung und Artensterben.
- Besorgen Sie heute regional angebautes und saisonal geerntetes Obst und Gemüse. Für diese Produkte sind keine langen Transportwege nötig, und es müssen keine Wälder gerodet werden. Gehen Sie mal zum Markt oder bestellen Sie eine Ökokiste (www.oekokiste.de) und lassen sich von einem regionalen Anbieter (oft Bio-Landwirte) beliefern.
- Trinken Sie Leitungswasser. Wasser in Plastikflaschen ist teuer und überflüssig. Außerdem enthält Plastik Stoffe, die der Gesundheit schaden können. Leitungswasser ist das am strengsten kontrollierte Lebensmittel in Deutschland, außerdem ist es unschlagbar billig: Ein Liter kostet ungefähr 0,2 Cent.

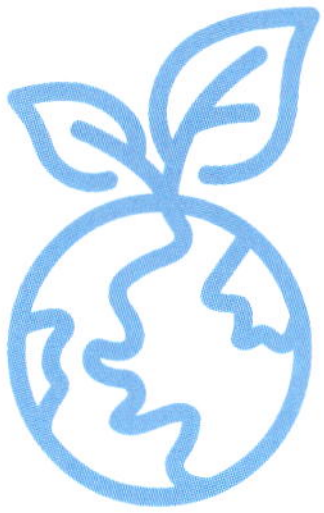

Das bringt's:

Nachhaltigkeit ist das Wort der Stunde. Aber was bedeutet es? Nachhalten bezieht sich auf die Nutzung von Ressourcen, die uns allen zur Verfügung stehen. Und es sichert zugleich Grundbedürfnisse nach Wärme, einem vollen Kühlschrank, Lust auf was Leckeres oder einem neuen Schuh, aber garantiert gleichzeitig die natürliche Regenerationsfähigkeit von Rohstoffen und Ressourcen. Kurz: Wir sollten eben nicht mehr verbrauchen, als auf natürliche Weise auch wieder nachwachsen kann.

Natürlich können wir einzelne Menschen die Welt nicht retten, aber wir helfen durch unser Konsumverhalten dabei, die gesellschaftlichen und politischen Rahmenbedingungen so zu gestalten, dass ein umwelt- und klimafreundlicher Ressourcenverbrauch normal wird. Derzeit verursacht jeder Deutsche laut dem Umweltbundesamt im Schnitt 11,6 Tonnen Treibhausemissionen pro Jahr. Das sind aufgeteilt auf die wichtigsten Bereiche im Konsum von jedem Einzelnen: Heizung und Strom (21 %), Mobilität (19 %), Ernährung (15 %), sonstiger Konsum (39,9 %). An diesen Konsumschrauben kann jeder von uns drehen, auch ohne dass es wirklich wehtut!

TIPP 5

DIE DYNAMISCHEN DREI

Minimal-Work-out für mehr Muskeln

FÜR EILIGE: Mit drei Übungen trainieren Sie heute Bauch, Beine, Po und Arme und entkrampfen stressgeplagte Schultern. Und zwar eigentlich mal so nebenbei: Mit den Übungen für einen starken unteren Rücken und einen knackigen Po beginnen Sie beim Zähneputzen. Die Übungen für den Rücken, Arme und Schultern können Sie gleich im Anschluss im Bad machen. Die Bauchübung ist ideal, solange die Kaffeemaschine blubbert in der Küche. In weniger als 7 Minuten haben Sie so wichtige haltgebende Muskeln trainiert.

Nein, Sie müssen sich nicht mit wildfremden Menschen zwischen Maschinen und Laufbändern abstrampeln und wertvolle Freizeit opfern, damit Sie endlich mal was für Ihre Fitness getan haben. Aber die Fakten scheinen doch relativ klar, weshalb die Weltgesundheitsorganisation für alle Erwachsenen 150 Minuten moderate Bewegung in der Woche oder 75 Minuten Training, wenn man richtig Gas gibt, empfiehlt. Außerdem zweimal die Woche Muskeltraining! Aber welche Fakten sind das? Physische Inaktivität konnte durch viele Beobachtungsstudien als einer der Hauptrisikofaktoren für die Gesamtsterblichkeit identifiziert werden (gleich neben den üblichen Verdächtigen wie hoher Blutdruck, Rauchen, Diabetes, Übergewicht). Und wir wissen ja auch, dass diese Krankheiten sich gegenseitig Schützenhilfe leisten.

Es scheint also lebenswichtig, sich regelmäßig zu bewegen, aber auch seine Muskeln kräftig zu halten. Positiv formuliert, schützen uns diese Maßnahmen vor Angina pectoris (Herzinfarkt), Schlaganfall, Typ-2-Diabetes, Bluthochdruck, Darm- und Brustkrebs und Depression sowie Übergewicht, Osteoporose und Stürzen. Es lohnt sich also!

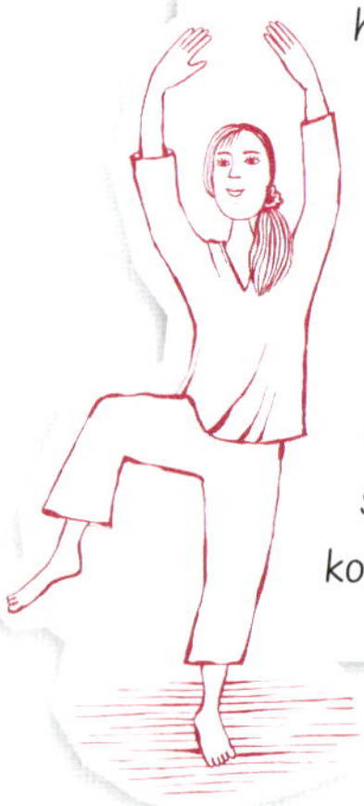

So wirkt's:

- Stärkung der Muskulatur
- der Knochensubstanz
- des Herz-Kreislauf-Systems
- Aufbau von fettverbrennender und haltgebender Muskulatur (tschüss, Rückenschmerzen!)
- Verbesserung der Beweglichkeit und Balance

So geht's:

STEP 1

Schultern entspannen und Brustmuskeln dehnen am Badezimmertürrahmen:

- Stellen Sie sich in Schrittposition – vorderes Bein gebeugt, hinteres gestreckt – in den Türrahmen. Heben Sie einen Arm im rechten Winkel an und drücken gegen den Rahmen, dabei die Schultern entspannen und Ferse in den Boden drücken. Jede Seite zweimal 20–30 Sekunden.

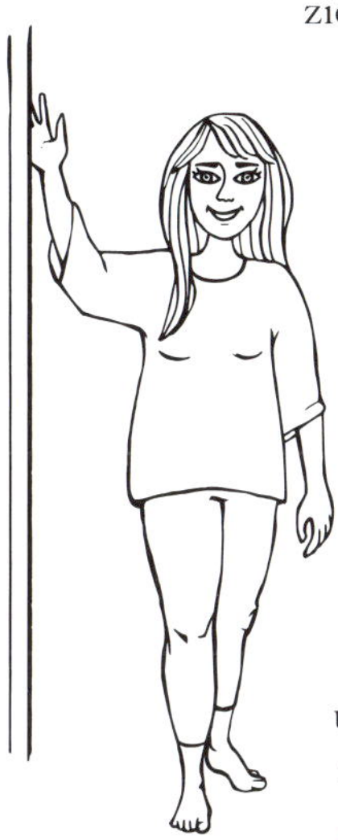

STEP 2

Für einen knackigen Po und starke Beine nutzen Sie die 2 Minuten beim Zähneputzen:

- Stellen Sie Ihre Beine in einer weiten Grätsche auf, die Zehenspitzen zeigen etwas nach außen. Beugen Sie jetzt die Knie, bis beide Oberschenkel waagerecht sind. Achtung: Knie hinter den Fußgelenken lassen.
- Jetzt bleiben Sie in der Position und wippen leicht. Halten Sie sich nur wenn nötig leicht am Waschbecken fest. So lange, bis Sie mit Zähneputzen fertig sind.

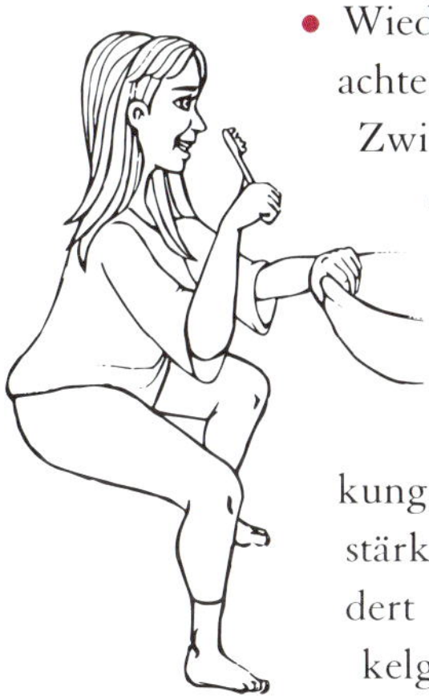

STEP 3

Für einen straffen Bauch am Küchentisch, während Sie auf die Kaffeemaschine warten oder Kaffee trinken:

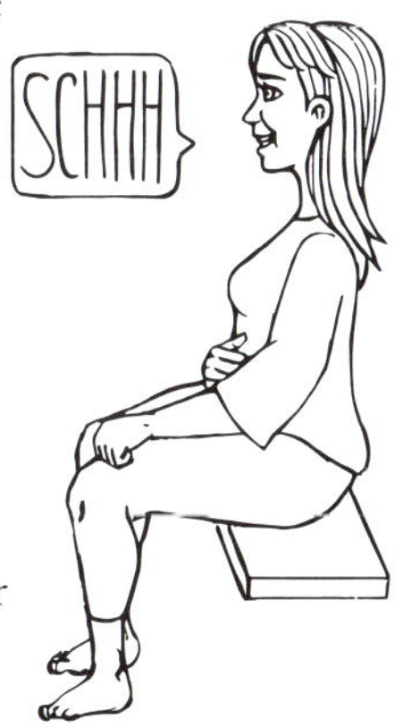

- Sitzen Sie gerade und aufrecht und ziehen Sie die Schultern weg von den Ohren nach unten, der Hals wird lang. Atmen Sie tief ein und wieder aus.
  - Mit der nächsten Ausatmung pressen Sie so schnell wie möglich alle Luft aus Ihren Lungen mit einem vernehmlichen »Schhhh«, gleichzeitig ziehen Sie Ihren Bauchnabel tief und schnell nach innen und die Bauchmuskulatur zusammen. Halten Sie den Atem an und mit ihm die Spannung – zirka 8–10 Sekunden.
  - Lösen Sie die Spannung wieder und atmen Sie tief ein und wieder aus.
- Wiederholen Sie die Übung und achten Sie auf einen ausgleichenden Zwischenatem, damit Ihnen nicht schwindlig wird. 3 Minuten.

Das bringt's:

Bewegung beugt vielen Erkrankungen vor und macht uns leistungsstärker und fitter. Muskeltraining fördert vor allem den Aufbau von Muskelgruppen, die man gut unter dem T-Shirt und in der Hose sieht, aber auch den Knochenstoffwechsel anregen. Zudem verbrauchen mehr Muskeln mehr Kalorien – auch in Ruhe. Aber auf die Regelmäßigkeit kommt es an: Schenken Sie sich mit den dynamischen Drei deshalb immer mal wieder am Tag Bewegungschancen, auf die Sie bald nicht mehr verzichten wollen, weil Sie merken werden, wie gut Ihnen das tut.

TIPP 6

GEMEINSAM GEHEN

Beim Spazierengehen Kontakte vertiefen

FÜR EILIGE: Spazieren, Flanieren und Umherlaufen an der frischen Luft ist gesund, das wissen Sportmediziner. Aus der Hirnforschung wird allerdings gemeldet, dass auch unser Denken profitiert, darüber hinaus die Verbundenheit mit anderen Menschen. Denn im Gehen kommen wir ganz schnell in den körperlichen und seelischen Gleichschritt. Deshalb suchen Sie sich heute zum Üben einen Menschen, mit dem Sie etwas zu besprechen haben oder nur plaudern wollen. Das Wichtigste dabei: mindestens 7 Minuten miteinander gehen und schauen, was passiert.

Meine Eltern wollten immer mit uns Kindern wandern gehen, was wir extrem langweilig fanden. Die ganze Zeit wurde geratscht, der Weg schien sich endlos hinzuziehen, bis wir endlich im Biergarten angekommen waren. Anders fühlte es sich an, wenn andere Kinder dabei waren: Die Zeit flog dahin, wir entdeckten vieles am Wegesrand und jagten durch die Büsche und Wälder und legten – vermutlich ohne es zu merken – die dreifache Strecke unserer Eltern zurück. Deshalb wandern wir heute, mittlerweile selber Eltern von unmotivierten Kindern, fast immer mit anderen Familien gemeinsam. Mittlerweile liebe ich es. Der Kopf wird klar, die Bewegung tut gut, und alles sortiert sich innerlich. Verlegen Sie heute ein Gespräch nach draußen oder nehmen zu Ihrem täglichen Spaziergang jemanden mit und genießen das gemeinsame Gehen.

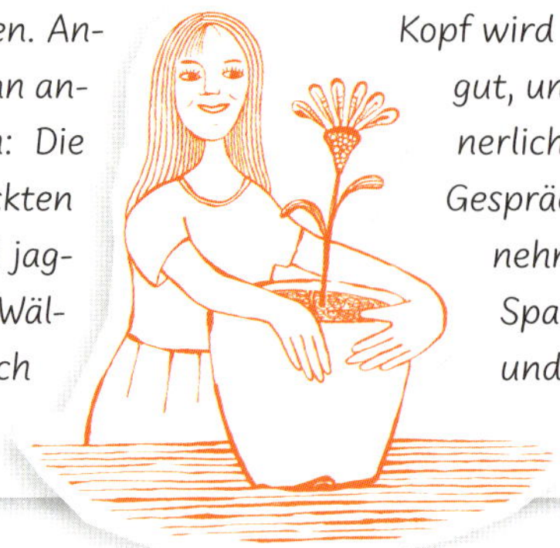

So wirkt's:

- mehr Gemeinsamkeit
- mehr Kreativität
- bessere Merkfähigkeit
- trainiert das Herz-Kreislauf-System und das Gehirn

So geht's:

Machen Sie ein kurzes Date in der Mittagspause aus mit einem Kollegen, der Praktikantin, der Nachbarin oder einem Freund und vereinbaren Sie gegen Abend eine knackige siebenminütige Runde um den Block. Hauptsache, Sie können bequem nebeneinanderher laufen und sich dabei unterhalten.

Das bringt's:

Wenn man geht, stärkt es zum einen das Immunsystem, denn es werden nachweislich mehr Killerzellen gebildet. Zum anderen ist es gut für die Psyche, weil Gehen dafür sorgt, dass unsere Stresshormonspiegel sich wieder auf ein gesundes Maß absenken. Auch für unsere Steuerzentrale im Kopf ist Gehen großartig, weil das Gehirn dabei wesentlich aktiver ist, als wenn man nur herumsitzt. Gehen ist eine echte Herausforderung, denn das Gehirn muss dafür sorgen, dass wir unser Gleichgewicht halten, dass die Bewegung nach vorne koordiniert wird, und gleichzeitig muss es auch die wechselnden Reize aus der Umwelt verarbeiten. Anders, als wenn man vor dem Computer hockt, ist man draußen immer in einer dynamischen Beziehung. Der Neurowissenschaftler Shane O'Mara vom Trinity College der Universität in Dublin rät zu mindestens vier bis fünfmal die Woche 30 Minuten zügigem Gehen.

So verändert sich messbar die Gehirnaktivität. Die Durchblutung im Gehirn wird verstärkt. Reize wie Gerüche oder Geräusche verstärken unsere Aufnahmekraft und das Abspeichern von neuen Erkenntnissen. Auch auf die Stimmung schlägt sich das nieder. Man wird offener und besser gelaunt. Es gibt auch Anhaltspunkte dafür, dass Menschen, die viel gehen, wesentlich seltener an Depressionen erkranken. Selbst Alterungsprozesse des Gehirns sollen sich verlangsamen.

Der Clou ist allerdings, wenn man nicht alleine durch die Gegend streift, sondern das Gehen zu einer sozialen Übung macht. Unbewusst fällt man dabei in Gleichschritt, und die Atmung gleicht sich an. Dieser Prozess der Synchronisation erzeugt ein Verbundenheitsgefühl.

Im Topmanagement wird das gemeinsame Gehen schon seit einiger Zeit als gemeinschaftsstiftende Kreativitätsübung geschätzt. Von Apple-Gründer Steve Jobs und Facebook-Chef Mark Zuckerberg bis hin zu Ex-US-Präsident Barack Obama verzeichnen Walking-Meetings eine große Anhängerschaft unter erfolgreichen Führungskräften. Statt im Stuhlkreis oder um einen Tisch versammelt sich das Team bei einem Walking-Meeting außerhalb des Büros – sei es die Dachterrasse, der Park in der Nähe oder einfach nur um den Block – und brütet im Laufschritt Ideen aus, wobei man seinen Teammitgliedern auch menschlich ein Stück näherkommt. In einer Studie der Universität Stanford beobachteten die Forscher außerdem, dass das Gehen ganz offensichtlich die Lust zu reden fördert. So beobachteten die Versuchsleiter, dass Testpersonen, die im Campus spazieren gingen, ihre Ideen wortreicher erläuterten und dabei ihre Gedanken vertieften.

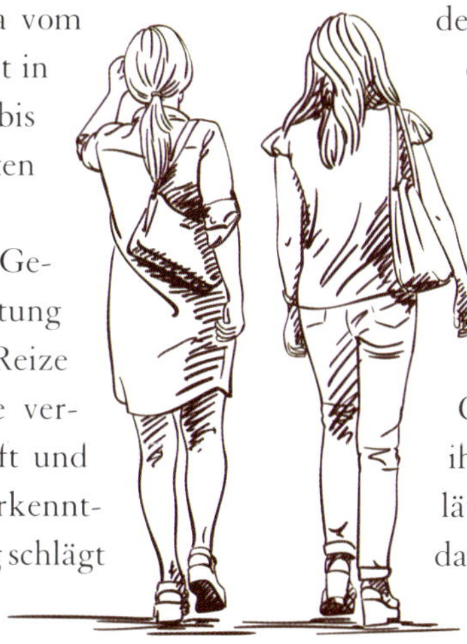

TIPP 7

FACELIFTING-YOGA

Gesichtsgymnastik mit Straffungseffekt

FÜR EILIGE: Ein paar kleine Yogaeinheiten fürs Gesicht sind weder schweißtreibend, noch muss man dafür auf die Matte. Und sie sind überaus wirksam. Nehmen Sie sich kurz Zeit, morgens im Bad, tagsüber am Computer oder abends vor dem Fernseher. Für einen sichtbaren Anti-Aging-Effekt brauchen Sie nicht mehr als 7 Minuten am Tag!

Wie überall am Körper ist mit den Jahren die Schwerkraft auch im Gesicht am Werk. Mit der Zeit sinkt alles ein wenig ab, und die sich »stapelnden« Hautschichten erzeugen Falten, Hängebäckchen und manchmal auch einen traurigen Gesichtsausdruck, obwohl man gar nicht so gucken will. Doch man glaubt es kaum, auch hier schafft der Alleskönner Yoga Abhilfe!

Angeblich geht die spezielle Anti-Aging-Gymnastik für strahlende Augen, straffe Wangen und eine jugendfrische Mundpartie & Co. auf die Japanerin Fumiko Takatsu zurück. Sie litt infolge eines Unfalls unter einer asymmetrischen Gesichtsveränderung. Da sie ein großer Yogafan war, begann sie, die Prinzipien des klassischen Hatha-Yoga auf die Muskeln im Gesicht anzuwenden. Hierbei spielt immer das Dehnen eine große Rolle und das Gegenspiel von An- und Entspannung. So entdeckte Takatsu die Wirkung der Gesichtsgymnastik und entwickelte eine Reihe von gezielten Übungen für jede Gesichtspartie.

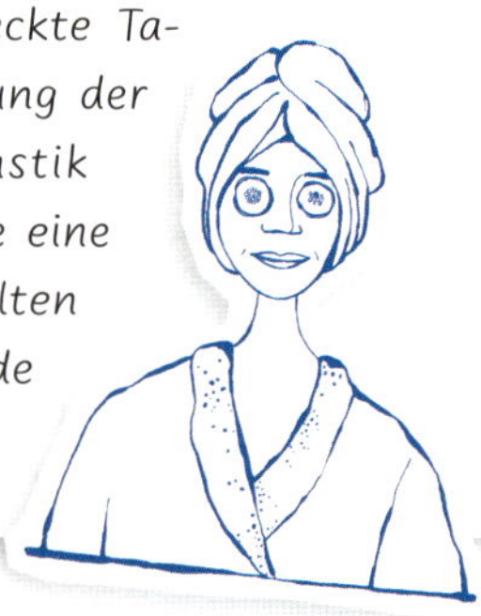

So wirkt's:

- strafft Mimikfältchen und glättet die Haut
- regt die Durchblutung an
- macht gute Laune

So geht's:

ZUTATEN

Vor dem Training ein wenig Feuchtigkeitspflege in die Haut einklopfen, dann kann es losgehen.

ANLEITUNG

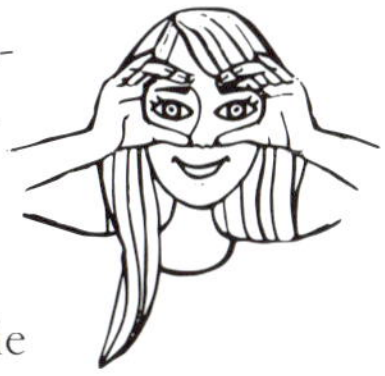

- Legen Sie Ihre Zeigefinger auf die Augenbrauen und die Daumen mit der Nagelseite auf die Wangenknochen wie eine Brille. Jetzt drücken Sie die Augen fest zu, während die Zeigefinger und Daumen ganz langsam nach hinten Richtung Ohren gehen. Die Augen fest geschlossen halten, damit die Muskeln circa 40 Sekunden gegen den Fingerdruck arbeiten müssen.

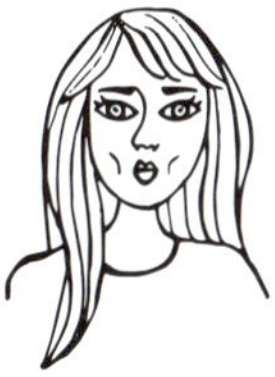

- Entspannen Sie Ihr Gesicht, spitzen jetzt die Lippen zu einem Kussmund und ziehen die Wangen weit nach innen. Etwa 20 Sekunden halten und jetzt tief Luft holen und die Wangen aufblähen. Kurz halten, dabei durch die Nase atmen, und noch einmal Kussmund.

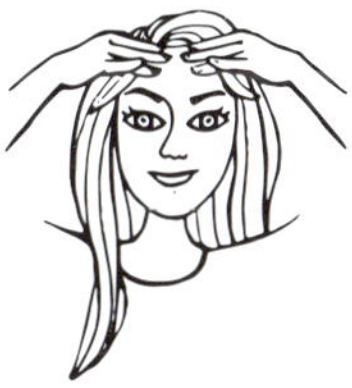

- Schieben Sie jetzt die Stirnhaut rechts und links von der Stirn mit den Fingerspitzen nach oben in Richtung des Haaransatzes. Senken Sie die Augenlider und schauen für ein paar Sekunden nach unten, dann wieder geradeaus gucken. Sechsmal wiederholen.

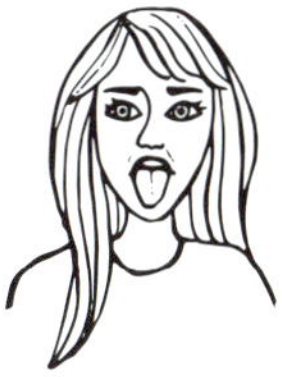

- Öffnen Sie den Mund weit, strecken Sie die Zunge raus und weit nach unten. Atmen Sie durch den Mund und imitieren Sie das Brüllen eines Löwen.

Das bringt's:

Unser Gesicht zeigt jedem, der uns anschaut, wie es uns geht. Müdigkeit und Erschöpfung lassen die Augen schwer werden, Grübelei und Sorgen graben sich als Stirnfalten zwischen die Augenbrauen, Stress verspannt die Kiefermuskulatur. Unser Gesicht besteht eben aus einem hochkomplexen Netz von 26 Muskeln. Alle sind mehr oder weniger an unserer Mimik und unserem Ausdruck beteiligt und spiegeln auch das, was sich unter der Oberfläche tut. Yoga für das Gesicht wirkt hier genauso wie die Körperhaltungen (Asanas) auf den Körper: Durch Dehnung, Entspannung und Kräftigung der Muskulatur wird das Gesicht besser durchblutet und der Lymphfluss angeregt. Das reduziert Tränensäcke und die sogenannten Nasolabialfalten, das sind die, die sich zwischen der Nase und den Mundwinkeln eingraben. Die Gesichtsmuskeln gewinnen an Masse, was das mit zunehmendem Alter weniger werdende Unterhautfett ersetzt. Somit wirkt es an den richtigen Stellen – der Stirn, den Wangenknochen und den Lippen – wieder voluminöser. Der tiefe Atem tut sein Übriges und versorgt die Haut mit einer Extraportion Sauerstoff. Regelmäßiges Gesichtsyoga festigt und strafft, ganz ohne Botox.

ANKERTAG

Zeit, den nächsten Anker zu werfen. Die zweite Woche ist vorbei, und Sie haben aus den sieben Lebensstilbereichen jeweils einen Tipp ausprobiert. Welchen Tipp fanden Sie super, welchen okay oder gar nicht zu gebrauchen? Kreuzen Sie den entsprechenden Smiley an:

TIPP 1 **Gesundheit: Ölwechsel**
Zahnpflegeritual mit Zusatznutzen (Seite 36) ☺ 😐 ☹

TIPP 2 **Mind-Body-Medizin: Gedanken auf Schiffchen setzen**
Endlich gut zur Ruhe kommen (Seite 38) ☺ 😐 ☹

TIPP 3 **Ernährung: Goldene Milch**
Genussreicher Detox-Drink mit antientzündlicher Wirkung (Seite 40) ☺ 😐 ☹

TIPP 4 **Selbstreflexion: Nachhaltig leben**
Die Welt zu einem besseren Ort machen (Seite 42) ☺ 😐 ☹

TIPP 5 **Bewegung: Die dynamischen Drei**
Minimal-Work-out für mehr Muskeln (Seite 44) ☺ 😐 ☹

TIPP 6 **Ich & Du: Gemeinsam gehen**
Beim Spazierengehen Kontakte vertiefen (Seite 46) ☺ 😐 ☹

TIPP 7 **Schönheit: Facelifting-Yoga**
Gesichtsgymnastik mit Straffungseffekt (Seite 48) ☺ 😐 ☹

Sie wissen, wie es geht: Suchen Sie Ihre/n Favoriten raus und nutzen Sie die heutigen 7 Minuten, um ihn zu wiederholen.
Oder Sie stürzen sich auf einen anderen Tipp aus der ersten Woche (der Überblick steht auf Seite 29). Hat Ihnen etwas besonders gut gefallen, sodass Sie es die Woche sogar gleich mehrfach gemacht haben, dann schreiben Sie es auf die leeren Zeilen und machen weiter so, klasse!

RÜCKBLICK

Hier können Sie notieren, welche der Tipps Ihnen gut gefallen haben und welche weniger. Notieren Sie Ihre Erfahrungen in dieser Woche.

Diese/r Tipp/s hat/haben mir am besten gefallen/richtig gutgetan, weil …

Ich baue diese/n Tipp/s auch in der nächsten Woche wieder ein. (Notieren Sie hier den Tag und vielleicht auch die Uhrzeit.)

Diese/n Tipp/s versuche ich vielleicht irgendwann noch mal:

Blöd war/en diese/r Tipp/s, weil …

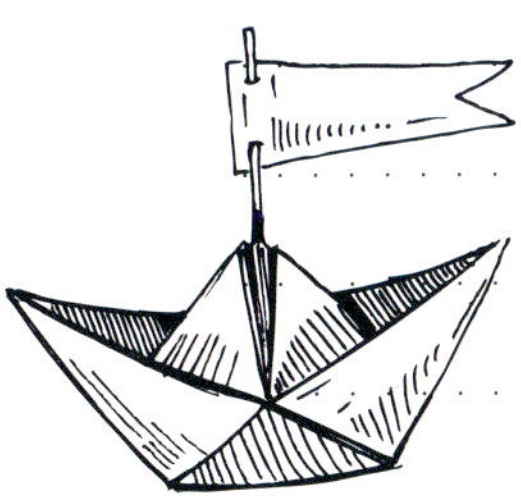

Das habe ich jetzt schon regelmäßig eingebaut:

. . . .

. . . .

. . . .

. . . .

Meine Ideen dazu:

. . . .

. . . .

. . . .

. . . .

. . . .

EXTRATIPP GESUNDHEIT FÜR ALLE ÖLWECHSLER

Es gibt ja Dinge, die gibt es nicht. Das ist zum Beispiel der Fall, wenn man etwas Gelbes in den Mund nimmt, das jede Hand im Nullkommanix eklig gelb färbt, und dann werden die Zähne aber nicht gelb, sondern viel weißer. Kurkuma kann das. Bei dieser Prozedur werden noch vorhandene Plaques an den Zähnen gelöst.
Kurkuma verstärkt die entzündungshemmende Wirkung dieser Anwendung. Wenn Sie mit dem Ölziehen gut klarkommen, dann mischen Sie heute mal eine Messerspitze Kurkuma mit dem Pflanzenöl und ziehen diese Mischung 5 Minuten durch Ihre Zähne. Kurkuma (Gelbwurz), die in der asiatischen Küche reichlich zum Einsatz kommt, hat eine entzündungshemmende Wirkung. Das im Kurkuma enthaltene Curcumin wirkt zudem leicht schmerzstillend, was all denen hilft, die ein empfindliches Zahnfleisch oder freistehende Zahnhälse haben.

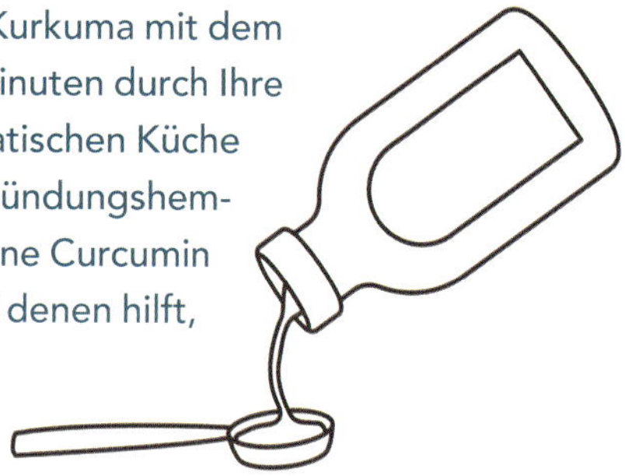

VORBEREITUNG FÜR WOCHE 3

Diese Zutaten und Utensilien brauchen Sie für die Tipps in der dritten Woche:

- Stift und Papier oder ein Notizbuch
- 400 Gramm Totes-Meer-Salz (Drogeriemarkt)
- Imker- oder Biohonig
- 1 Liter Vollmilch

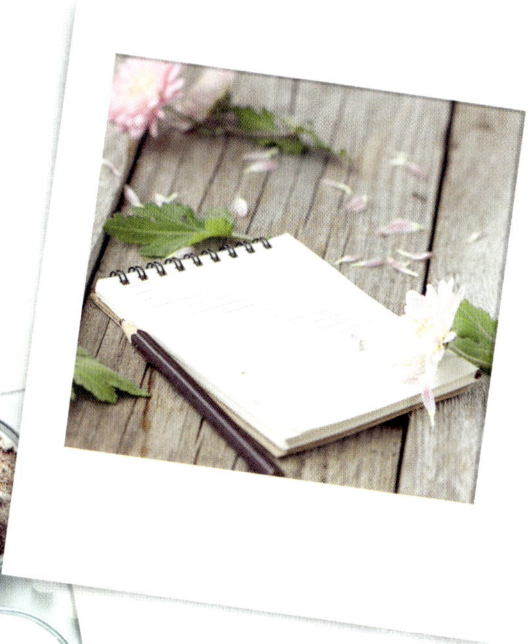

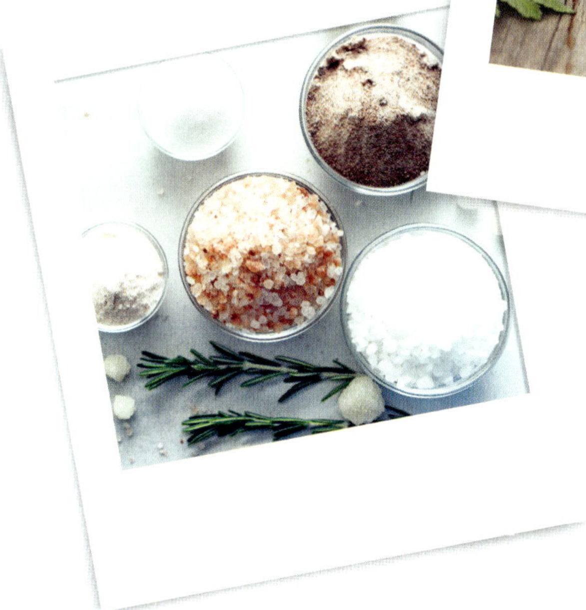

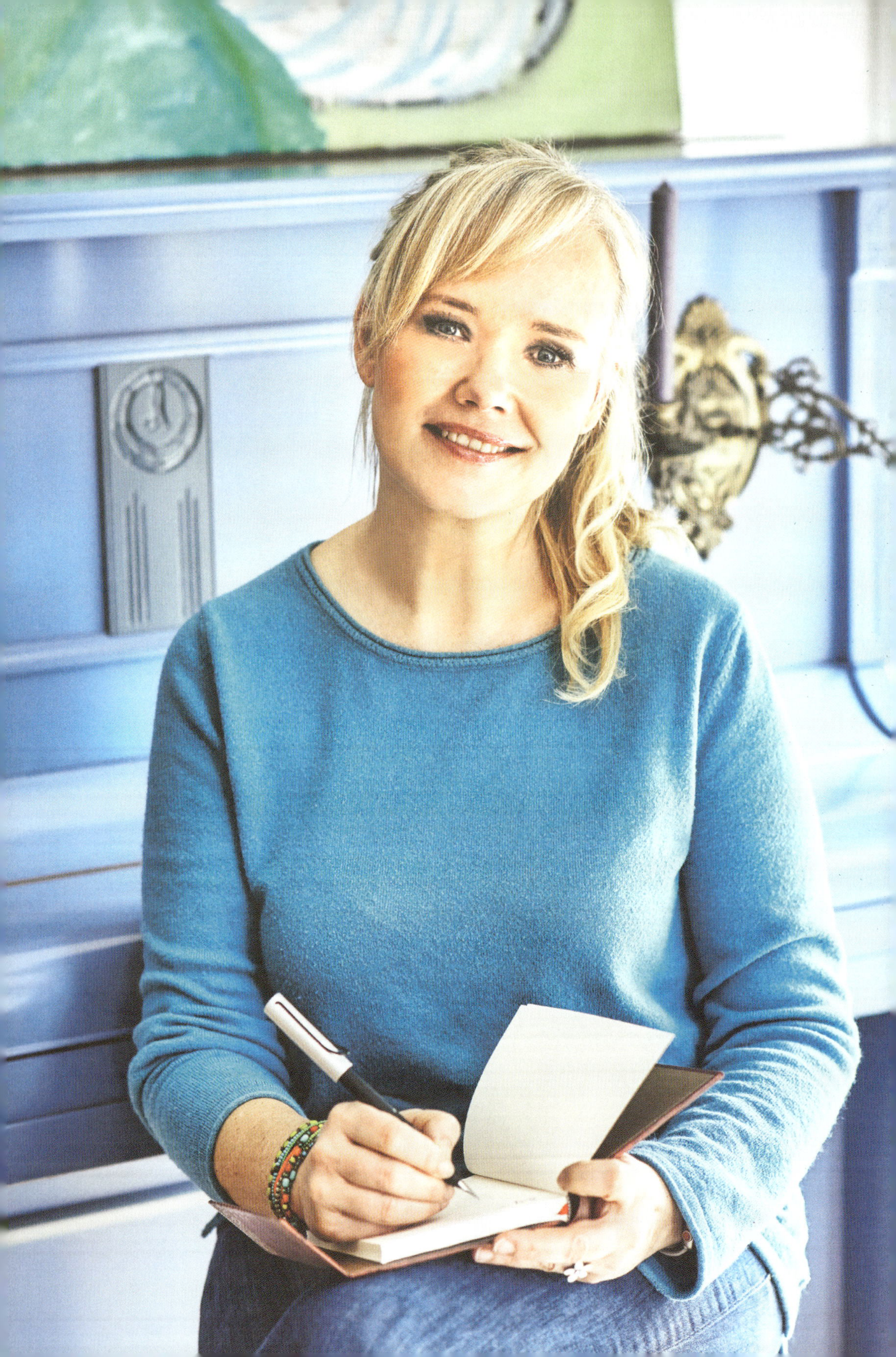

WOCHE 3

In die Woche 3 starten wir 7 Minuten lang barfuß, üben, wie man mit einem schnellen Schläfchen viel Energie tankt, essen einmal gaaaanz langsam als Wohltat für den Stoffwechsel, üben uns am Ende eines Tages in Dankbarkeit, schicken falsche Freunde weiter und verwöhnen uns wie eine ägyptische Königin.

TIPP 1

BARFUSSGEHEN

Freiheit für die Füße

FÜR EILIGE: Schuhe und Socken aus und raus ins Freie! Gehen Sie heute einmal eine kleine Strecke barfuß über unebenen Naturboden. So werden Bänder, Sehnen und Muskeln angeregt, die von der Natur als wichtiger Bestandteil des Bewegungsapparats vorgesehen sind, aber durch das Tragen von Schuhen oft verkümmert sind. Die bereits von Pfarrer Sebastian Kneipp hoch geschätzte »Naturarznei« kräftigt und entspannt zugleich den gesamten Körper, Geist und Seele.

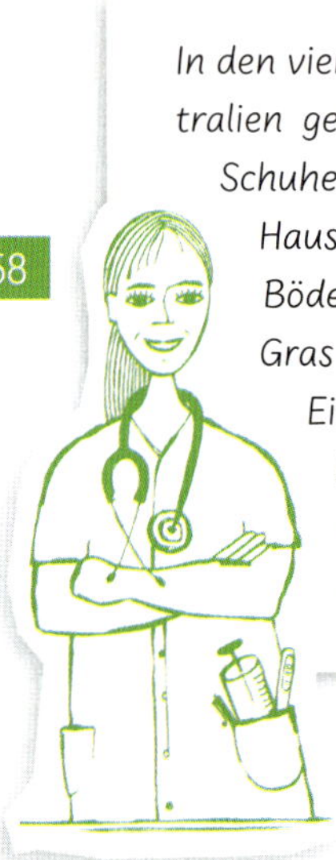

In den vier Jahren, in denen wir in Australien gelebt haben, hatte ich selten Schuhe an. Es ist immer warm, im Haus freut man sich über kühlere Böden, und außen tritt man auf Gras oder festgetretene Erde. Das Einzige, was mich dann doch bewog, öfter zumindest bei weiteren Strecken Schuhe drüber zu ziehen, waren die vielen Tiere, die sich in der Wiese und am Wegesrand tummeln. Angefangen bei Wespen und Zecken bis hin zu Kröten mit giftigem Rücken oder gar Schlangen. Die Kinder hatten deshalb die Auflage, immer mit geschlossenen Schuhen in die Schule zu kommen – auch bei größter Hitze. Denn Schlangen suchen gerne mal auch öffentliche Toiletten auf, wenn sie Durst haben.

So wirkt's:

- kräftigt die Fußmuskulatur, stärkt Sehnen und Bänder
- richtet das Fußgewölbe auf und beugt damit Senk- und Plattfüßen vor
- wirkt Fußballenbildung entgegen
- dient als Venen- und Wadenmuskelpumpe
- stärkt die Balance und Sprungkraft
- hilft gegen Rückenschmerzen
- dient dem Stressabbau
- hilft gegen Fußschweiß und beugt Fußpilz vor
- stärkt unsere Immunabwehr

+++ **Nur 7 Minuten?** +++++ 6 Minuten barfuß gehen +++++ 1 Minute Socken an- und ausziehen +

So geht's:

Idealerweise beginnt man mit dem Barfußgehen, wenn die Temperaturen milder werden. Gehen Sie einfach in der Mittagspause im nächsten Park mal ein paar Minuten ohne Schuhe herum. Sie werden spüren, dass wir beim Barfußlaufen vermehrt den Vorfuß aufsetzen und dann erst abrollen. Dabei müssen die Muskeln sowohl der Füße wie auch der Waden stärker arbeiten. Die Schritte werden so kürzer, und die Schrittfrequenz nimmt zu. Normalerweise setzen wir ja die Ferse als Erstes auf, was für den Rücken einen stärken Aufprall bedeutet. Deshalb berichten viele Barfußläufer auch über weniger Rückenschmerzen. Ich persönlich mit meinem Ballen am linken Fuß finde es interessant, dass Barfußlaufen die Verschlimmerung eines Ballen (Hallux Valgus) verlangsamen kann. Überhaupt wird die Fußmuskulatur gestärkt und auch unser Balancegefühl.
Ansonsten: Barfuß gehen kann man auch drinnen sogar in Socken. Wichtig: Achten Sie darauf, dass Ihre Füße warm sind, bevor Sie loslaufen.

Das bringt's:

Es hat um die vier Millionen Jahre gedauert, bis sich unser auf der ganzen Welt einzigartiger menschlicher Fuß und der daraus resultierende aufrechte Gang entwickelt haben. Die Füße sind echte Wunderwerke der Evolution. In den Fußsohlen laufen mehr als 70 000 Nervenenden zusammen. Die Füße gehören zu den wichtigsten Gliedmaßen, die wir am Körper haben, und sind dabei wohl die am wenigsten beachteten: Wir stehen, gehen und laufen darauf, sie tragen uns durch unser Leben.

Dabei ist mittlerweile auch durch eine sportmedizinische Studie belegt, dass sich die Füße von Kindern, die viel barfuß laufen, besser entwickeln ebenso wie ihr Gangbild und damit auch ihre gesamte körperliche Leistungsfähigkeit. Außerdem empfinden unsere Füße alle möglichen Reize, fördern den Rückfluss des Blutes und senden Informationen an unser Gehirn, um dem Organismus zu zeigen, wie er sich bewegen oder welche Haltung er einnehmen soll.
Schon Pfarrer Sebastian Kneipp hat sich viel mit der Wirkung von Reizen über die Füße beschäftigt. Berühmt sind die Kneipp'schen Wasserbecken, das Tautreten oder auch das Laufen durch den Schnee. Neben all den genannten Vorzügen, die sich hieraus für unsere Füße ergeben, geht es dabei vor allem um eine Stärkung unseres Immunsystems. Für den Vater der Naturheilkunde war außerdem schon vor 150 Jahren klar: »Wir entdecken barfuß vieles wieder, was wir schon verloren haben: den Kontakt zur Natur, einen natürlichen Gang und den Blick für die kleinen Dinge.«

Sie brauchen dazu

- gegebenenfalls ein Handtuch
- warme Socken für danach

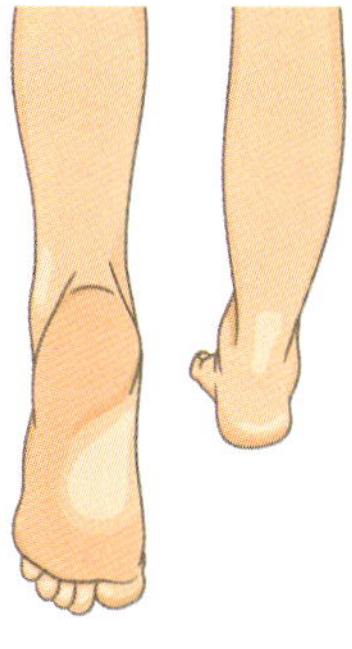

+++++++++ Die Füße danach bei Bedarf gut abrubbeln und wiedererwärmen. ++++++++++++++++

TIPP 2

EIN NICKERCHEN IN EHREN

Kurzschläfchen für viel Energie

FÜR EILIGE: Die heutigen 7 Minuten sind für einen Powernap reserviert, denn der erhöht nachweislich unsere Aufmerksamkeit und Aufnahmefähigkeit in der zweiten Tageshälfte. Außerdem lässt er uns länger leben. Wenn es nicht gleich klappt mit dem Nickerchen, nicht verzagen, der Weg ist hier das Ziel. Powernappen kann man lernen. Heute geht's los.

Zugegeben, wenn Sie mich nach meinen Leidenschaften fragten, würde ich diese nicht gerade als erste benennen, damit Sie mich nicht für eine Trantüte halten, aber ich liebe Powernapping schon seit vielen Jahren. Und das kam so: Als ich Ende 20 war, arbeitete ich sehr viel im Fernsehen, hatte täglich Livesendungen und eines Nachts ein komisches Erlebnis. Ich wachte laut moderierend und gestikulierend in meinem Hotelzimmer auf und stellte fest, dass ich das kleine rote Licht am Fernseher für das Live-Rotlicht einer Studiokamera gehalten hatte. Ich dachte, ich wäre auf Sendung, und quatschte unentwegt. Was auch immer. Dann konnte ich nicht mehr einschlafen. Mein Kiefer wurde immer verspannter vom ständigen Lächeln, tagsüber war ich müde, ich wurde zum Fernsehzombie. Also beschloss ich, einen Kurs für autogenes Training zu besuchen, und lernte eine Entspannungstechnik, die mich bis heute begleitet. Ich nutze sie mittags für einen Powernap, wenn ich weiß, dass der Tag noch anstrengend wird.

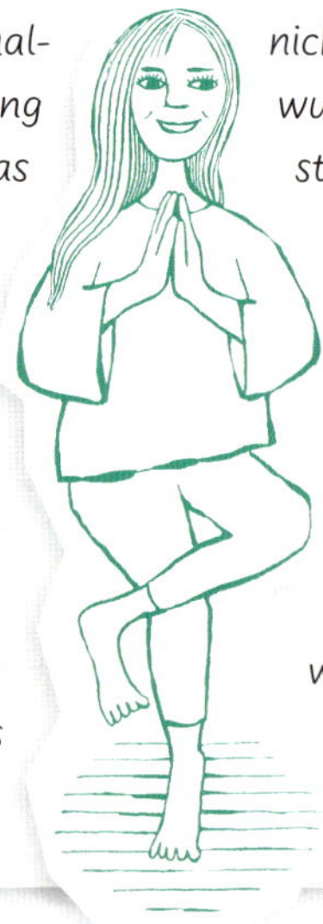

So wirkt's:

- steigert Aufmerksamkeit, Aufnahmefähigkeit und Reaktionsvermögen
- mindert das Risiko für Herz-Kreislauf-Erkrankungen
- erfrischt und lässt uns energievoller die zweite Tageshälfte angehen
- beendet das Gedankenkarussell

So geht's:

SIE BRAUCHEN DAFÜR

Einen ruhigen Ort (falls nicht vorhanden, sorgen Sie mit Ohrstöpseln für Ruhe) zum Liegen oder bequemen Sitzen. Stellen Sie sich einen Wecker, 7 Minuten reichen für den Anfang. Wenn Sie mehr Zeit haben, geht auch mehr, aber niemals länger als 30 Minuten, dann macht der Powernap müde.

Lesen Sie die Anleitung durch und blinzeln nur immer mal wieder drauf, falls Sie nicht weiterwissen. Irgendwann geht es dann von alleine.

ANLEITUNG

- Finden Sie möglichst in Rückenlage eine bequeme Position.
- Zweimal hintereinander ruhig und tief ein- und wieder ausatmen.
- Jetzt beginnen Sie mit dem Bodyscan: Gehen Sie Ihren Körper gedanklich von unten nach oben durch. Wo liegt er auf? Was tut weh? Kann er sich irgendwo schwerer anfühlen oder entspannen?
- Alleine atmen: Dann versuchen Sie mal, Ihren Körper einfach atmen zu lassen, so wie er es braucht. Nicht bewusst atmen. Er macht es ja sonst auch ohne Ihre Hilfe. Und kann das.
- Wenn Gedanken kommen, dann schicken Sie sie wieder weg. Nicht böse, Sie kümmern sich später drum.
- Wenn der Wecker klingelt, schütteln Sie Ihre Hände aus und strecken sich beim Augenöffnen.

Das bringt's:

Klar, es kann sein, dass das jetzt mal gar nicht geklappt hat, dass Ihre Gedanken abgeschweift sind, dass alleine atmen zum Atemstillstand geführt hat und die Kinder oder der Hund an Ihrem Ohr gekaut haben. Aber das macht nichts, denn beim nächsten Mal schließen Sie die Tür ab, und Ihr Körper hat schon etwas gelernt. Es geht jedes Mal ein bisschen besser.

Am Ende können wir unseren Körper so konditionieren, dass er auch in stressigen Situationen schnell entspannt. Und das ist Gold wert. Die US-amerikanische NASA konnte in einer Studie belegen, dass eine halbe Stunde Powernapping die Reaktionsschnelligkeit um 16 Prozent steigert und Aufmerksamkeitsausfälle um 34 Prozent verringert. Wissenschaftler der Harvard School of Public Health belegten außerdem, dass eine 30-minütige Mittagsruhe das Risiko, an Herz-Kreislauf-Erkrankungen zu versterben, um bis zu 37 Prozent reduzieren kann. Und das galt insbesondere für im Job sehr geforderte Männer. Länger als 30 Minuten zu schlafen ist allerdings nicht sinnvoll, dann werden Schlafhormone ausgeschüttet, und wir fühlen uns danach kaputt und schlapp.

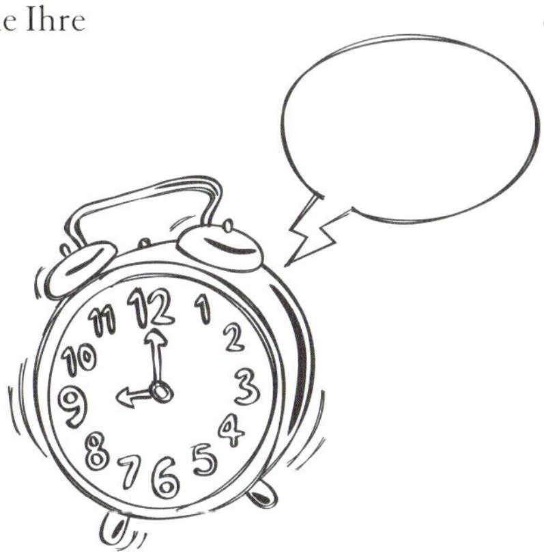

+++++++ … auch wenn Sie nicht einschlafen, später geht das dann schnell. +++++++++++++++++++

TIPP 3

LANGSAM ESSEN

Gut gekaut ist halb verdaut

FÜR EILIGE: Heute wird geschlemmt, aber gaaaaanz laaaaangsam. Nehmen Sie sich 7 Minuten mehr Zeit beim Essen. Wählen Sie eine Mahlzeit dafür aus und essen Sie mal anders, bewusster, langsamer, trinken oder ratschen Sie mehr dabei und genießen jeden Bissen. Kauen Sie gründlich und nehmen Sie einen Haps nach dem anderen, aber mit einer Pause dazwischen. Das tut Ihrem Verdauungssystem gut, schließt mehr Nährstoffe auf, aber lässt Sie auch eher satt sein. Denn wer langsamer isst, futtert auch weniger.

Essen ist für mich das Größte. Ich liebe ein schönes üppiges Mahl, Essen tröstet mich, beruhigt mich, versöhnt mich mit jedem Weltschmerz. Logischerweise gehört dazu, dass ich gerne mal zu viel esse. Das, was mir dabei hilft, den Tisch nicht gleich mit dem Dinner mit herunterzuschlingen, ist das Langsam-und-bewusst-Essen. Dazu muss ich mich regelrecht ermahnen, mich darauf konzentrieren, nicht im gewohnten Tempo zu essen. Und ich finde: Das Essen schmeckt viel intensiver, besser. Es macht Sinn, jeden Bissen auszukosten. Sie werden sehen, wenn Sie das öfter wiederholen, dann essen Sie plötzlich tatsächlich langsamer und damit auch oft weniger. Das Nachnehmen wird überflüssig. Versuchen Sie es heute mal, denn es mehrt den Genuss und gibt dem Sättigungsgefühl eine Chance, überhaupt aufzutauchen, bevor nur noch das letzte Tischbein übrig ist.

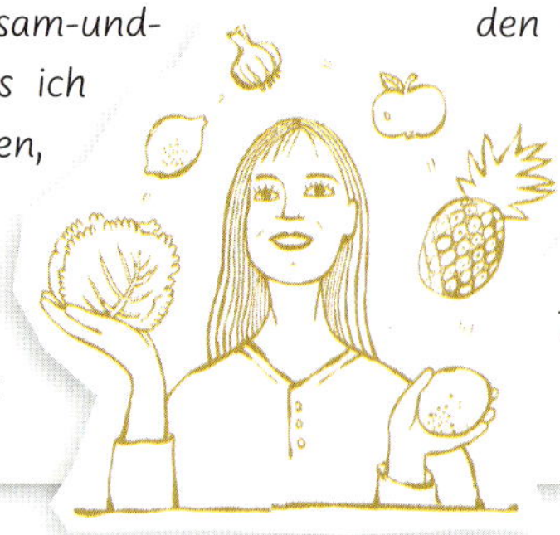

So wirkt's:

- besser sättigend
- kaloriensparend
- genussreicher
- besseres Erschließen der Nährstoffe
- magen- und darmschonend

So geht's:

- Sehen Sie sich an, was vor Ihnen auf dem Teller liegt, und riechen Sie daran, schauen sich alles gut an. Lassen Sie Ihr Essen auf alle Sinne wirken.
- Essen Sie heute ganz bewusst und 7 Minuten länger, weil langsamer. Ohne Smartphone, Zeitung oder Buch.
- Vor dem Schlucken sollten Sie mindestens 15-mal gekaut haben und kurz warten, bis der Mund leer ist, bevor Sie sich an den nächsten Bissen machen. Mal drauf achten: Langes Kauen verändert den Geschmack mancher Speisen, Brot wird beispielsweise mit der Zeit süßer.
- Legen Sie nach jedem Bissen das Besteck ab. Machen Sie eine Pause. Spüren Sie nach. Wie schmeckt Ihnen das Essen?
- Beenden Sie die Mahlzeit, sobald Sie satt sind.
- Wie war das jetzt, könnten Sie sich daran gewöhnen?

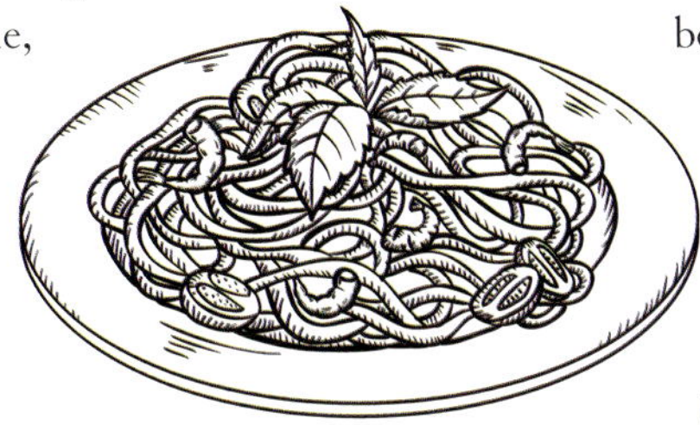

Das bringt's:

Im Rahmen einer Untersuchung servierten griechische Wissenschaftler 17 Männern an zwei Tagen je eine exakt abgemessene Portion Eiscreme. An einem Tag mussten die Probanden ihr Eis in fünf Minuten essen, am nächsten Tag innerhalb von 30 Minuten. Über einen Zeitraum von dreieinhalb Stunden danach wurde den Teilnehmern immer wieder Blut abgenommen, aus dem der Spiegel an Verdauungshormonen bestimmt wurde. Es zeigte sich, dass die appetitzügelnden Darmhormone (Glucagon-like Peptid 1 und Peptid YY) beim langsamen Verzehr des Eises über einen längeren Zeitraum und in verstärktem Maße ausgeschüttet wurden. Über den gesamten Untersuchungszeitraum lag ihre durchschnittliche Konzentration bei den langsamen Essern 27 bis 40 Prozent höher als bei den schnellen Eisessern. Langsam essen macht also länger und besser satt.

Die Folgen sind klar: Im Rahmen einer Studie an der US-Universität Rhode Island in Kingston konnte gezeigt werden, dass Schnell-Esser mehr Kalorien zu sich nehmen. Die Auswertung der jeweils gegessenen Mengen ergab, dass die Schnell-Esser etwa 88 Gramm pro Minute verspeisten, die Mittelschnell-Esser 71 Gramm und die Langsam-Esser nur 57 Gramm. Wer sein Essen in weniger als zehn Minuten verschlang, nahm durchschnittlich über zehn Prozent mehr Energie zu sich als Esser, die sich mehr Zeit nahmen. Langsam essen hilft also tatsächlich dabei, die Energiezufuhr zu reduzieren, und kann – regelmäßig – geübt beim Abnehmen oder Gewichthalten helfen.

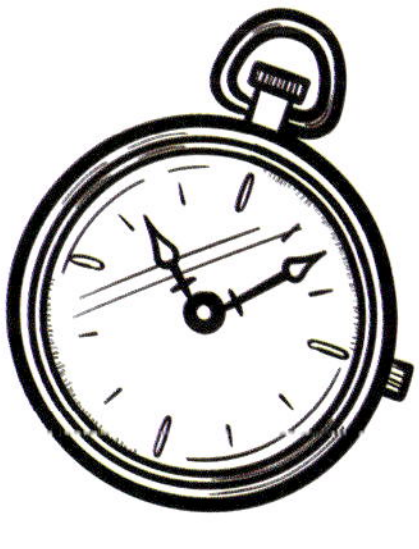

TIPP 4

MIR GEHT ES GUT, DANKE!

Dankbarkeit als Tagesabschlussritual

FÜR EILIGE: Notieren Sie heute Morgen und heute Abend vor dem Schlafengehen drei Dinge. Morgens geht es darum, welche drei Faktoren Ihren anstehenden Tag für Sie erfolgreich und lebenswert machen würden. Bei den drei Dingen, die Sie abends aufschreiben, geht es um das, für was Sie an diesem Tag dankbar sind.

Jetzt wird es ganz hart – für Sie und für mich: Die Wahrheit ist, dass die Welt nicht so ist, wie sie ist, sondern so, wie wir sie sehen! An diesem Sprichwort ist viel Wahres dran, und es schmerzt mich festzustellen, dass ich gerne mal die falsche Brille aufhabe. Ich weiß nicht, wie es Ihnen geht, aber wenn ich Fotos von vor 20 Jahren sehe, denke ich, wow, du hattest gar keine so schlechte Figur. Damals dachte ich allerdings dauerhaft, ich sei zu dick. Wie blöd, denn besser wurde es nicht, und ich hätte mich in jungen Jahren wirklich mehr freuen sollen. Meine kleinen Mädels machen es leider heute genauso wie ich damals. So denke ich im Nachhinein oft: Warum ist es so schwer, anerkennen zu können, was schön ist? Wieso nehmen wir uns so viel zu Herzen? Wieso können wir vieles nicht entspannter sehen? Wir nehmen uns oft nicht die Zeit, mal tief durchzuatmen und kurz zu überlegen. Mit fatalen Folgen für die Gesundheit, unseren Schlaf und unsere Lebensqualität … Oder wir erlauben es uns nicht, Dinge positiv zu sehen, weil man eben in unserer Familie und auch deutschen Kultur gerne meckert und eher komisch angeguckt wird, wenn man etwas toll findet oder gar dankbar ist. Aber Dankbarkeit kann man lernen und fühlt sich gut an.

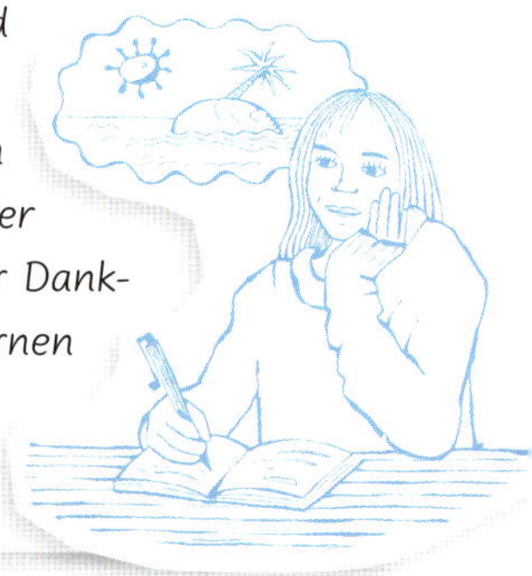

So wirkt's:

- schützt vor Depressionen und Herzproblemen
- vermindert das Risiko von Schlafstörungen, Müdigkeit und senkt Entzündungswerte im Blut
- fördert die Fähigkeit, positive Dinge wahrzunehmen
- macht gut gelaunt und gelassen

So geht's:

MATERIAL

Stift und Papier oder ein Notizbuch

ANLEITUNG

- Schreiben Sie heute Morgen oben auf einer Seite drei Dinge auf, die den vor Ihnen liegenden Tag zu einem guten Tag machen könnten.
- Notieren Sie dazu einen motivierenden Satz, der Ihnen Sicherheit, Schutz und Mut gibt, zum Beispiel: Ich bin okay so, wie ich bin.
- Bevor Sie heute Abend ins Bett gehen, schreiben Sie drei Dinge auf, für die Sie dankbar sind, dass Sie sie erlebt haben. Seien Sie dabei so konkret wie möglich, würdigen Sie auch Kleinigkeiten, aber vor allem: Schreiben Sie nur auf, was Sie auch wirklich fühlen. Vielleicht war es der Moment, als Sie heute einem Fremden den Weg erklärt haben und der Sie dann so freundlich angelächelt hat, das Gespräch mit der Freundin, wärmende Sonnenstrahlen – oder auch der Moment, als Sie sich eine neue Jeans gekauft haben.

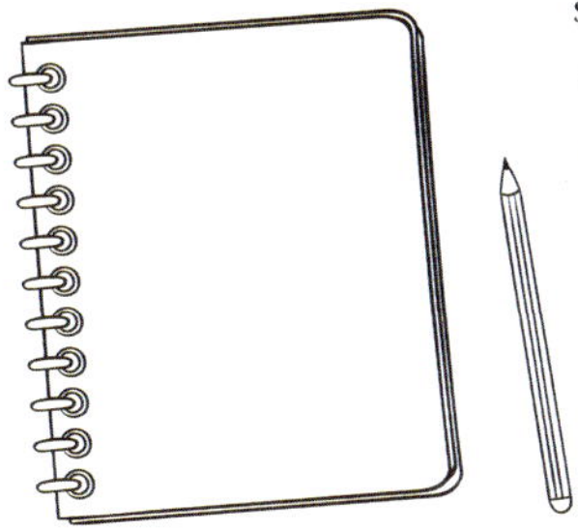

Das bringt's:

Dankbarkeit ist wichtig für ein erfülltes Leben. Um diese zu empfinden, müssen wir nicht unbedingt Verhaltenstherapie machen oder unser Leben auf den Kopf stellen, weil wir uns gestresst oder unzufrieden fühlen. 5 bis 7 Minuten am Tag Reflexion können bereits viel verändern.

Am besten wirkt diese Übung natürlich, wenn man sie regelmäßig macht, denn Rituale schärfen die Wahrnehmung, und man entwickelt so eine wohltuende Routine. Eine gewisse Regelmäßigkeit verändert sogar die Hirnstruktur: Das Gehirn verarbeitet die Reize besser. Auf der Gefühlsebene helfen Rituale, gelassener und stressresistenter zu werden.

Eine amerikanische Studie von 2015 verblüffte mit einigen Ergebnissen, was regelmäßiges Dankbarkeits-Wahrnehmungs-Training bewirken kann: Die dankbareren Patienten hatten weniger mit Depressionen, Schlafstörungen, Müdigkeit und Herzproblemen zu tun und wiesen zudem messbar bessere Entzündungswerte im Blut auf. Eine der umfassendsten Studien stammt von Robert Emmonds von der UC Davis in Kalifornien. Er stellte fest, dass die Probanden, die ein Dankbarkeitstagebuch führten, bessere Laune hatten, optimistischer auf ihr Leben blickten, seltener krank wurden, besser schliefen, größere Fortschritte im Erreichen ihrer Ziele machten und auch mehr Enthusiasmus, Entschlossenheit und Energie besaßen. Außerdem konnten sie besser mit sozialen Konflikten umgehen und stabilere Beziehungen führen.

TIPP 5

SEILSPRINGEN OHNE SEIL

Fit wie ein Boxer, und das ohne platte Nase

FÜR EILIGE: Hört sich erst mal seltsam an, ist aber tatsächlich ein unglaublich effektives Fitnessprogramm, das, regelmäßig geübt, die Ausdauer, die koordinativen Fähigkeiten und den Gleichgewichtssinn fördert. Boxer bereiten sich hüpfend auf ihre Sparrings und Turniere vor. Das Schöne am Trainieren ohne Seil ist, dass man es überall und jederzeit tun kann und keine Rücksicht auf herumstehende Möbel oder herabhängende Lampen nehmen muss. 7 Minuten sind für den Anfang ganz schön sportlich, wie Sie sehen werden. Deshalb reichen für den Anfang auch zwei bis drei Minuten.

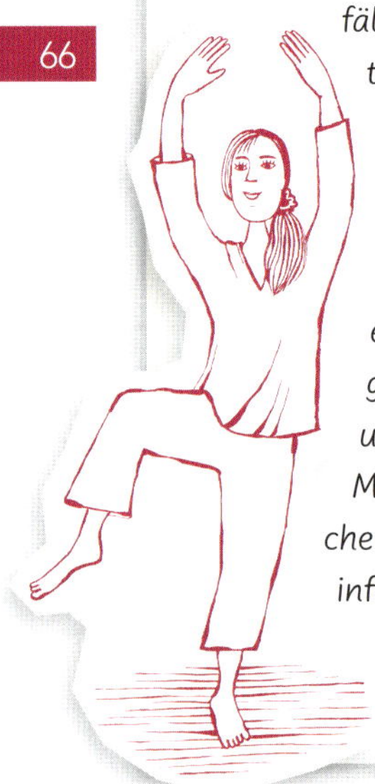

Ich kann ja stundenlang spazieren gehen, aber was mir immer etwas schwerfällt, ist, mich richtig zu belasten, sodass ich aus der Puste komme. Was blöd ist, denn: Für mittelalte, noch relativ gesunde Menschen konnten groß angelegte Studien nachweisen, dass Bewegung unser Leben verlängert und dass diese Senkung der Mortalität für alle Todesursachen gilt, also egal, ob uns Herzinfarkt oder Krebs bedroht. Klar wurde auch gezeigt, dass der Effekt besser ist, wenn wir uns wirklich belasten, also ins Schwitzen kommen. Und hier kommen nicht die Lottozahlen, sondern die magischen Zahlen der Weltgesundheitsorganisation (WHO): 75 von den empfohlenen 150 Minuten Bewegung in der Woche sollte man richtig in Schwung kommen und den Puls hochtreiben. Klasse ist es, wenn man einen Sport findet, der so viel Spaß macht, dass man gerne einem Ball hinterherspringt oder bei einer guten Tanzchoreografie Flügel bekommt. Wenn Sie so etwas nicht haben, versuchen Sie es mal mit Seilspringen. Effektiver geht es nicht – heute die Version ohne notwendigen Seilkauf:

So wirkt's:

- fördert die Fettverbrennung
- stärkt Beckenboden, Bein- und Oberkörpermuskulatur
- stärkt das Herz-Kreislauf-System
- verbessert die Körperbalance
- verbessert Kondition und Knochendichte

+++++++++++ **Nur 7 Minuten?** +++++++++ 30 Sekunden warmlaufen auf der Stelle +++++

So geht's:

- Für das Seilspringen ohne Seil brauchen Sie lediglich etwas Gleichgewichtsgefühl und Sprungkraft.
- Ideal ist ein federnder Untergrund (also kein Asphalt). Laufen Sie 30 Sekunden auf der Stelle, um sich etwas aufzuwärmen. Dabei lassen Sie auch die Handgelenke, Schultern und Arme kreisen. Dann geht es los. Bewegen Sie Ihre Arme in kreisender Bewegung mit, als ob Sie ein Seil in Händen halten würden. Das kommt Ihren Schultergelenken zugute, die Sie dabei lockern.
- Sie stehen aufrecht mit den Ellbogen am Körper. Unterarme und Oberarme bilden ungefähr einen rechten Winkel. Beginnen Sie dann damit, mit geschlossenen Beinen und flach zu springen, die Arme kreisen locker mit. Springen Sie auf dem Fußballen, die Fersen bleiben in der Luft. Beim Aufkommen immer in den Knien federn, um den Sprung aufzufangen. Wenn Sie einigermaßen trainiert sind, können Sie auch mit einem Bein springen, das Sprungbein wechseln oder auch das Tempo immer wieder mal ändern.
- Lassen Sie es anfangs etwas ruhiger angehen, sonst bekommen Sie schnell Muskelkater. Also lieber erst mal mit 2 oder 3 Minuten beginnen und dann langsam bis auf 7 Minuten steigern. Ideal sind anfangs auch Intervalle von 3-mal 2 Minuten.
- Wenn Sie am nächsten Tag keinen Muskelkater haben sollten, können Sie jeden Tag etwas mehr hüpfen.

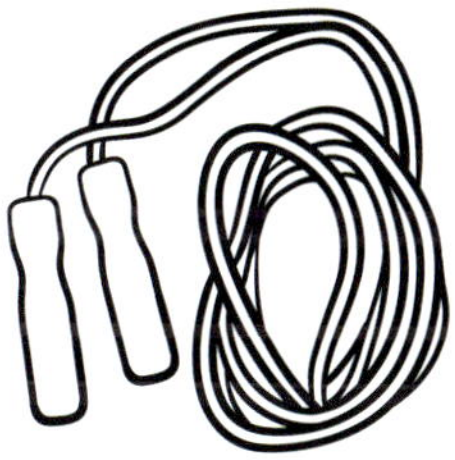

Das bringt's:

Das Rope Skipping, wie es im Fachjargon heißt, ist dreimal so effektiv wie joggen. Mit Seilspringen trainieren Sie wetterunabhängig Ihre Ausdauer, und gleichzeitig purzeln die Pfunde. 10 Minuten kraftvolles Hüpfen sind in etwa so wirksam wie 30 Minuten joggen. Pro Minute verbrennt man 13 Kilokalorien, beim Lauftraining sind es gerade mal neun. Wird beim Laufen vor allem die Beinmuskulatur gestärkt und beansprucht, so stärkt man beim Seilspringen auch die Oberkörpermuskulatur. Besonders geschätzt wird das Springen von unseren Faszien. Die durchziehen unseren gesamten Körper wie ein Spinnennetz und können bei Bewegungsmangel oder einseitiger Bewegung »verfilzen«, was sich durch Schmerzen bemerkbar macht. Durch das Auf- und Abfedern werden alle Faszien im Körper gleichmäßig stimuliert. Auch das Lymphsystem wird unterstützt, denn dieses braucht, um richtig zu arbeiten, Bewegungsreize. Zudem werden durch den Kompressionsreiz beim Springen die Blut- und Lymphgefäße zwischen den Muskeln rhythmisch zusammengedrückt. So werden die Flüssigkeiten wie bei einer Pumpe nach oben transportiert, die Zirkulation in Gang gehalten. Außerdem ist Seilspringen ideal, um Stress abzubauen. Und der innere Schweinehund lässt sich viel leichter überwinden als beim Joggen. Wenn Sie möchten, können Sie in der Zeit auch nebenher fernsehen. Einzige Ausnahme: Nicht geeignet ist flottes Seilspringen bei Gelenkproblemen, starkem Übergewicht oder Herz-Kreislauf-Schwäche.

TIPP 6

UND TSCHÜSS, ENERGIERÄUBER!

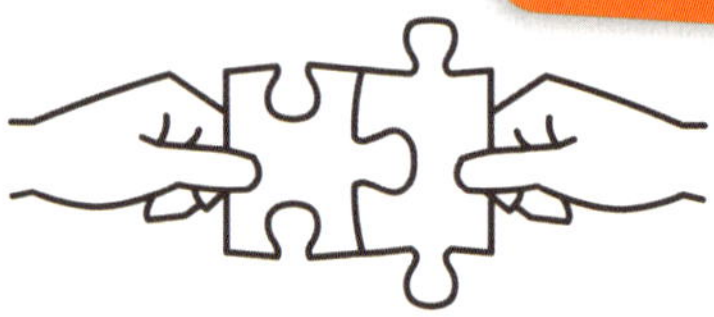

Falsche Freunde feuern

FÜR EILIGE: Fühlen Sie sich oft müde und ausgelaugt? Dann hatten Sie vielleicht Besuch von einem Energievampir. Der hat die unangenehme Eigenschaft, einem jegliche positive Energie auszusaugen, und zurück bleiben wir – kraftlos, entnervt, mit Kopfweh. Damit das ab heute weniger passiert und Sie mehr Energie für die angenehmen Dinge des Lebens behalten, hier eine Idee, wie Sie nervende Mitmenschen ausbremsen oder loswerden.

Freunde sind uns wichtig, doch kaum bewusst ist uns vielleicht, welchen Einfluss sie auch auf unsere Entscheidungen und Gefühle haben. Was wir tun, kaufen, wen wir als Partner wählen, was wir essen und damit sogar auf unser Körpergewicht. Und auf unsere Laune. Also sollten wir sie sorgsam aussuchen! Zudem sind nicht alle Freundschaften in einem Gleichgewicht, wie in einer israelischen Studie festgestellt wurde. Über die Hälfte unserer Freunde sind demnach gar nicht wirkliche Freunde, sondern haben ganz profane Gründe, sich in unserem Umfeld zu bewegen, ohne uns wirklich nah zu sein oder Gutes zu wollen. Nutzen Sie heute die Zeit, um sich zu überlegen, wer Ihre wahren Freunde sind, wer Ihnen auch in Notzeiten beistehen würde oder es getan hat und wer Sie nur Kraft und Nerven kostet oder gar kein echtes Interesse an Ihnen hat. Und ob Sie diese »Freundschaft« wirklich brauchen?

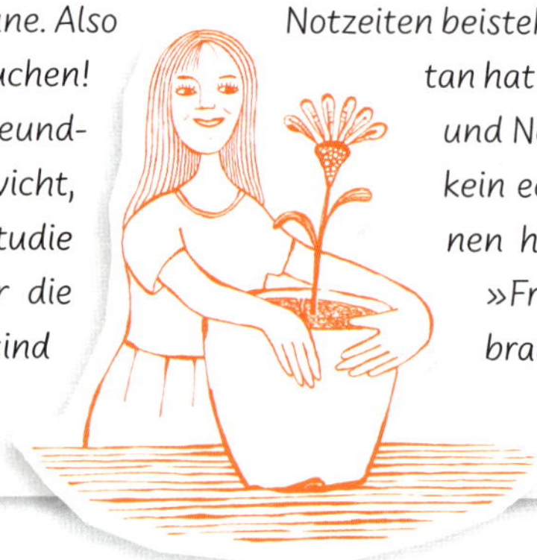

So wirkt's:

- man gewinnt mehr Zeit für sich selbst
- mehr Entspannung
- mehr Power
- mehr positive Momente im Alltag
- mehr Zeit für Freunde, die einem wirklich guttun und für die man eine echte Bereicherung darstellt
- mehr Selbstfürsorge

So geht's:

- Überlegen Sie, wer in Ihrem Umkreis zu Energievampiren zählt und warum Sie immer auf diese Person(en) hereinfallen. Eine gesunde Beziehung besteht eigentlich immer aus Geben und Nehmen. Beruht die Freundschaft zu einer Person auf Gegenseitigkeit? Haben Sie auch mal Spaß miteinander? Oder zieht dieser Mensch Sie vor allem runter? Müssen oder wollen Sie die Beziehung zu dieser Person weiterführen?

- Schreiben Sie spontan auf, an wen Sie denken, oder schreiben Sie sogar eine Hitliste! Am meisten kosten mich Kraft:

  . . . .

- Jetzt gibt es zwei Möglichkeiten:
  1. Wenn Ihnen an der Freundschaft noch etwas liegt, können Sie heute einen Termin vereinbaren für ein gemeinsames Treffen, bei dem sich höchstwahrscheinlich auch ein klärendes Gespräch ergeben könnte. Deuten Sie an, dass Sie Wünsche äußern werden.
  2. Wenn Sie den Eindruck haben, dass das nichts helfen wird und dass die gemeinsamen positiven Momente nicht reichen, um an der Beziehung festzuhalten, sollten Sie die Freundschaft lieber ausklingen lassen. Sie werden die Person nicht ändern können. Das heißt aber nicht, dass Sie sich weiter negativ beeinflussen lassen müssen. Ein guter Satz, der nicht zu sehr verletzt, ist: »Ich fühle mich manchmal nicht so gut, wenn wir uns gesehen haben, und versuche gerade herauszufinden, warum das so ist. Also melde ich mich weniger.«

Wenn es sich bei einem Energieräuber um einen Chef oder einen Kollegen handelt, sollten Sie ernsthaft überlegen, den Job bei der nächsten Gelegenheit, die Sie vielleicht aber schaffen müssen, zu wechseln. Arbeitszeit ist Lebenszeit. Nutzen Sie diese gut für sich!

Ab heute gilt: Verbringen Sie möglichst wenig Zeit mit Menschen, die Sie herunterziehen.

Das bringt's:

Das Ganze scheint erst mal total unangenehm, aber durch den Prozess des Loslassens können Sie auch viel über sich selbst lernen. Kümmern Sie sich gut genug um sich selbst? Mancher könnte sich fragen, warum er sich so leicht ausnutzen lässt. Oder warum man sich andern so verpflichtet fühlt, dass es über die eigenen Kräfte geht? In dem Moment, in dem Sie besser für sich sorgen, ziehen Sie auch Menschen in Ihr Leben, mit denen Sie in einem positiven Austausch stehen. Im Rahmen der Studie an der Universität von Tel Aviv hat man herausgefunden, dass viele Menschen schlecht darin sind, Freundschaft richtig einzuschätzen. Die Forscher fanden in der zwar kleinen Untersuchung, die aber trotzdem als signifikant eingestuft wurde, heraus, dass die Hälfte der Beziehungen nicht auf Gegenseitigkeit beruht und wir viel weniger wahre Freunde haben, als wir glauben. Denn wir alle sind Meister darin, Tatsachen zu verdrängen, die uns verletzen könnten. Dass wir uns manchmal mit Menschen umgeben, die uns nicht guttun, passt nicht in unser Bild, aber es schadet uns. Zeit, daran etwas zu ändern.

KLEOPATRABAD

Verwöhneinheit für zarte Haut

FÜR EILIGE: Zeit für ein Bad, und zwar mit einem Zusatz, der schon der letzten altägyptischen Königin vom Nil, Kleopatra, zu ihrer zarten und strahlenden Haut verholfen haben soll. Außerdem bietet er Schutz vor Hauterkrankungen und Rheuma, der dabei fast nichts kostet, aber die Haut in ihren Erneuerungsprozessen unterstützt. Alle Zutaten ins warme Bad geben und nur so lange verweilen, wie sich Ihre zukünftige Kleopatrahaut nicht in Waschfrauenhaut verwandelt.

Ein Bad zu nehmen, gehört für mich mit zu den besten einsamen Erlebnissen überhaupt, was vor allem daran liegt, dass ich endlich mal in Ruhe Wohnzeitschriften lesen kann. Jedes ordentliche Buch oder gar Handy darf ja nicht ins Wasser fallen. So kann ich mich richtig entspannen, am liebsten noch mit einer Kerze. Total kitschig? Mag sein, aber im Grunde mache ich das auf (eigene) ärztliche Anordnung, denn bei einem Vollbad kommt nicht nur unser Entspannungssystem in Ordnung, sondern bei den richtigen Zusätzen auch unsere Haut. Die heutigen Zutaten sind denen sehr ähnlich, die Kleopatra reichlich in ihre Bäder geschüttet haben soll. Allerdings verwendete sie Eselsmilch, die man ja heutzutage im Supermarkt vergeblich sucht. Kleopatra wusste um die reinigende Wirkung von Salz, das damals vor allem zur Mumifizierung der Toten verwendet wurde. Aber keine Angst, so weit sind wir ja noch nicht, halten Sie einfach die hier empfohlene Menge ein und Sie sind auf der sicheren Seite ☺.

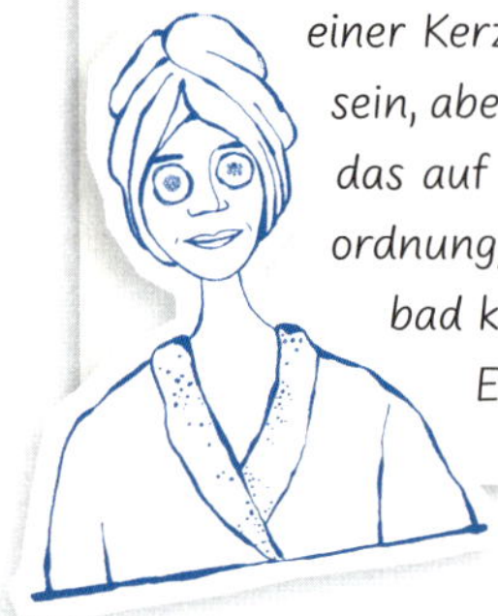

So wirkt's:

- durchblutungsfördernd und regenerativ
- feuchtigkeitsspendend und verjüngend
- entspannend

++++++ **Nur 7 Minuten?** +++++++++ Ein Tag, an dem Sie sowieso gerne baden möchten +++++

So geht's:

ZUTATEN

- 400 Gramm Totes-Meer-Salz
- 4 EL Imker- oder Biohonig
- 1 L Vollmilch
- 2 EL Olivenöl

ANLEITUNG

- Das Salz in die angenehm warme Badewanne geben. Honig, Milch und Öl darin verteilen, einsteigen und genießen.
- Für eine optimale Wirkung sollte ein Kleopatrabad nicht wärmer als 39° C sein und die Dauer von 20 Minuten nicht überschreiten.
- Bei eher trockener Haut das Wasser anschließend nur abstreifen und die Haut an der Luft trocknen. Bei eher fettiger Haut kurz warm abduschen.
- Am besten einmal pro Woche ein solches Königinnenbad genießen. Bei Verletzungen der Haut bitte die Salzmenge auf die Hälfte reduzieren.

Das bringt's:

Unsere Haut meint es eigentlich sehr gut mit uns, denn sie erneuert sich ständig, im Gegensatz zu vielen anderen fauleren Zellen in unserem Körper. So bekommen wir alle 28 Tage eine komplett neue Pelle, leider allerdings auf der Informationsbasis der alten Haut, sodass Falten und Flecke meist bleiben. Durch die richtige Pflege allerdings können wir unserer Haut helfen, ihren äußeren Schutzmantel anzubehalten und sich gut zu regenerieren, sodass sie nicht so schnell altert oder gar krank wird.

Kleopatra hatte natürlich nichts Besseres zur Verfügung, werden Sie vielleicht denken, und viel von alter Haut hat sie mit ihren gerade mal 39 Lebensjahren ja auch nicht gewusst, aber ihre legendäre Schönheit und die heutige Wissenschaft geben ihr gleichsam recht: Die Hauptbestandteile Milch und Honig binden die Feuchtigkeit in der Haut. Honig hat zudem eine keimtötende Wirkung. Salz verbessert die Durchblutung der Haut, unterstützt die Regeneration des Säureschutzmantels, fördert die Entgiftung über die Haut und hat auch eine desinfizierende Wirkung. Außerdem verhindert es, dass die Haut zu stark aufquillt.

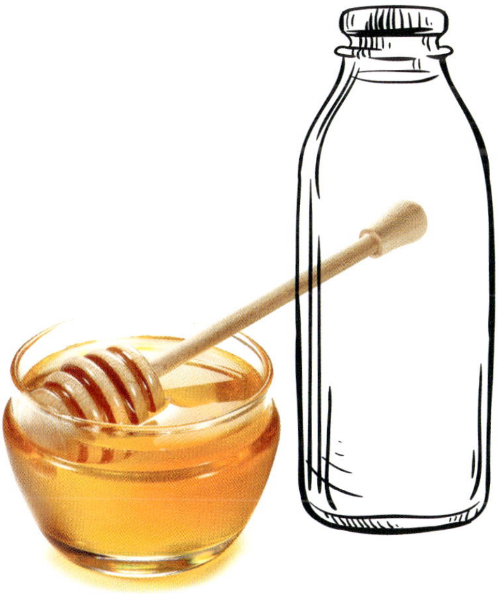

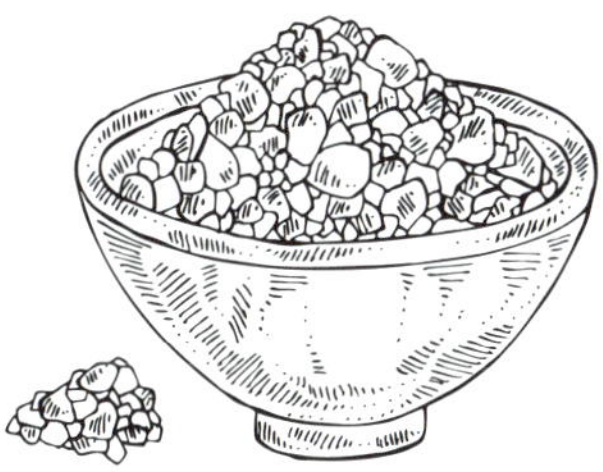

ANKERTAG

Die dritte Woche ist vorbei, und Sie haben aus den sieben Lebensstilbereichen jeweils einen Tipp ausprobiert. Welchen fanden Sie überzeugend, welchen ganz okay oder einfach nur blöd? Kreuzen Sie den entsprechenden Smiley an:

TIPP 1 **Gesundheit: Barfußgehen**
Freiheit für die Füße (Seite 58) ☺ 😐 ☹

TIPP 2 **Mind-Body-Medizin: Ein Nickerchen in Ehren**
Kurzschläfchen für viel Energie (Seite 60) ☺ 😐 ☹

TIPP 3 **Ernährung: Langsam essen**
Gut gekaut ist halb verdaut (Seite 62) ☺ 😐 ☹

TIPP 4 **Selbstreflexion: Mir geht es gut, danke!**
Dankbarkeit als Tagesabschlussritual (Seite 64) ☺ 😐 ☹

TIPP 5 **Bewegung: Seilspringen ohne Seil**
Fit wie ein Boxer, und das ohne platte Nase (Seite 66) ☺ 😐 ☹

TIPP 6 **Ich & Du: Und tschüss, Energieräuber!**
Falsche Freunde feuern (Seite 68) ☺ 😐 ☹

TIPP 7 **Schönheit: Kleopatrabad**
Verwöhneinheit für zarte Haut (Seite 70) ☺ 😐 ☹

Nehmen Sie sich heute den Tipp vor, der Ihnen besonders gutgetan hat, und wiederholen Sie ihn. Oder Sie stöbern noch mal durch die Tipps von Woche 1 (Seite 13 ff.) und Woche 2 (Seite 35 ff.). Was lässt sich davon gut immer mal wieder einbauen? Was haben Sie sogar schon fix übernommen? Viele Tipps reichen einmal pro Woche, andere wirken am besten, wenn sie jeden Tag beherzigt werden.

RÜCKBLICK

Hier können Sie notieren, welche der Tipps Ihnen gut gefallen haben und welche weniger. Notieren Sie Ihre Erfahrungen in dieser Woche.

Diese/r Tipp/s hat/haben mir am besten gefallen/richtig gutgetan, weil …

Ich baue diese/n Tipp/s auch in der nächsten Woche wieder ein. (Notieren Sie hier den Tag und vielleicht auch die Uhrzeit.)

Diese/n Tipp/s versuche ich vielleicht irgendwann noch mal:

Blöd war/en diese/r Tipp/s, weil …

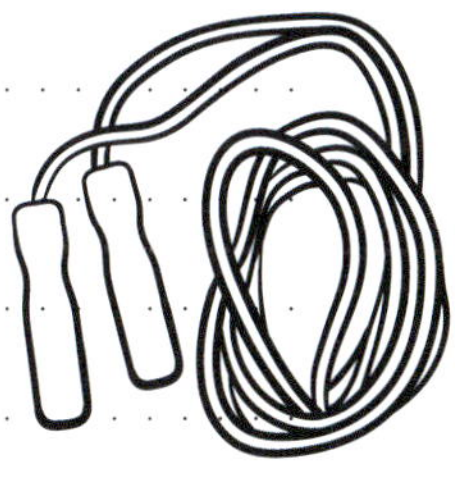

Das habe ich jetzt schon regelmäßig eingebaut:

. . . .

Meine Ideen dazu:

. . . .

EXTRATIPP ERNÄHRUNG: ICED TUMERIC LATTE

Wenn es schnell gehen soll, können Sie das Rezept etwas umwandeln und machen einfach eine Iced Tumeric Latte. Dazu einen gehäuften Teelöffel Kurkumapulver, eine Prise schwarzen Pfeffer und Zimtpulver in ein Glas geben. Etwas Wasser dazugeben und alles gut verrühren. Dann kommt crushed ice dazu, und das Ganze mit kalter Vollmilch oder Haferdrink auffüllen und süßen. Schmeckt auch toll im Sommer!

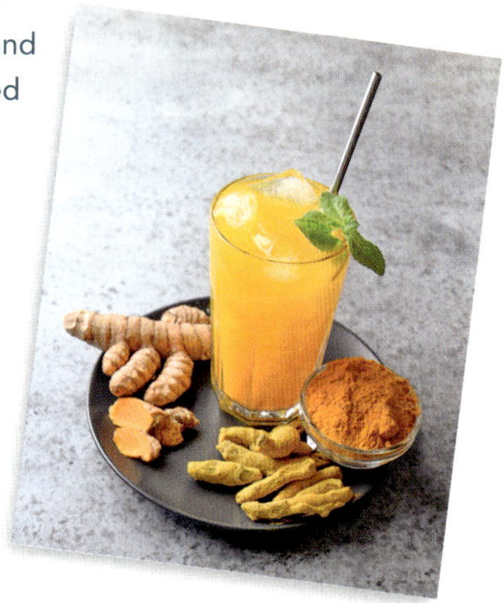

VORBEREITUNG FÜR WOCHE 4

Diese Zutaten und Utensilien brauchen Sie für die Tipps in der vierten Woche:

- Kopfhörer und Smartphone oder Radio
- Stift und Zettel
- Briefumschlag mit Briefmarke (alternativ: Computer oder Handy)
- eine hochwertige Bürste (keine Plastik- oder Drahtborsten), am besten mit Bambus- oder Wildschweinborsten, oder einen Naturkamm aus Horn
- 1 Würfel frische Hefe
- 400 g Dinkel- und 100 g Buchweizenmehl (wenn Sie Gluten gut vertragen: 500 g Weizenvollkornmehl)
- je 50 g Sonnenblumenkerne, Sesamsamen und Kürbiskerne (alternativ: klein geschnittene getrocknete Tomaten, Kräuter, Nüsse oder Karottenraspel)
- Salz
- Apfelessig
- Butter
- Kastenform für ein Brot

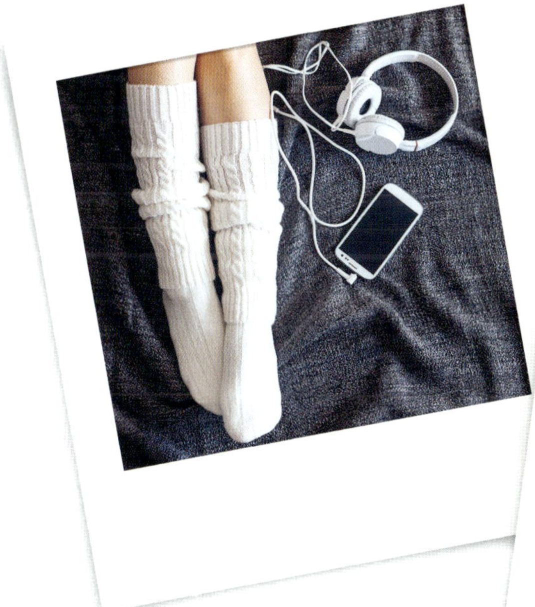

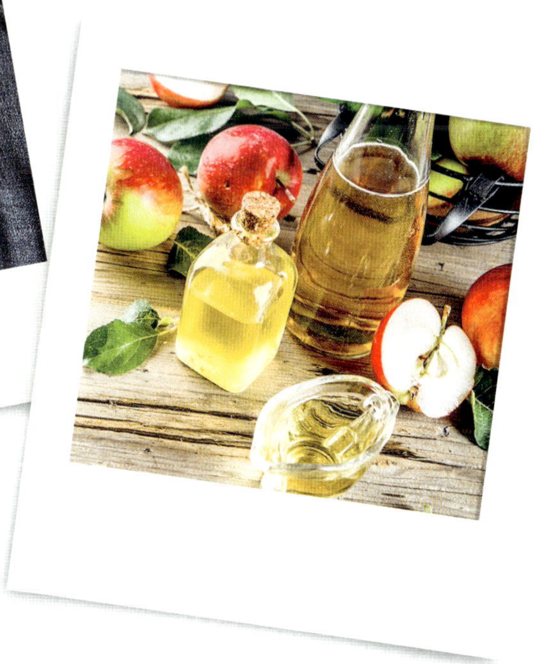

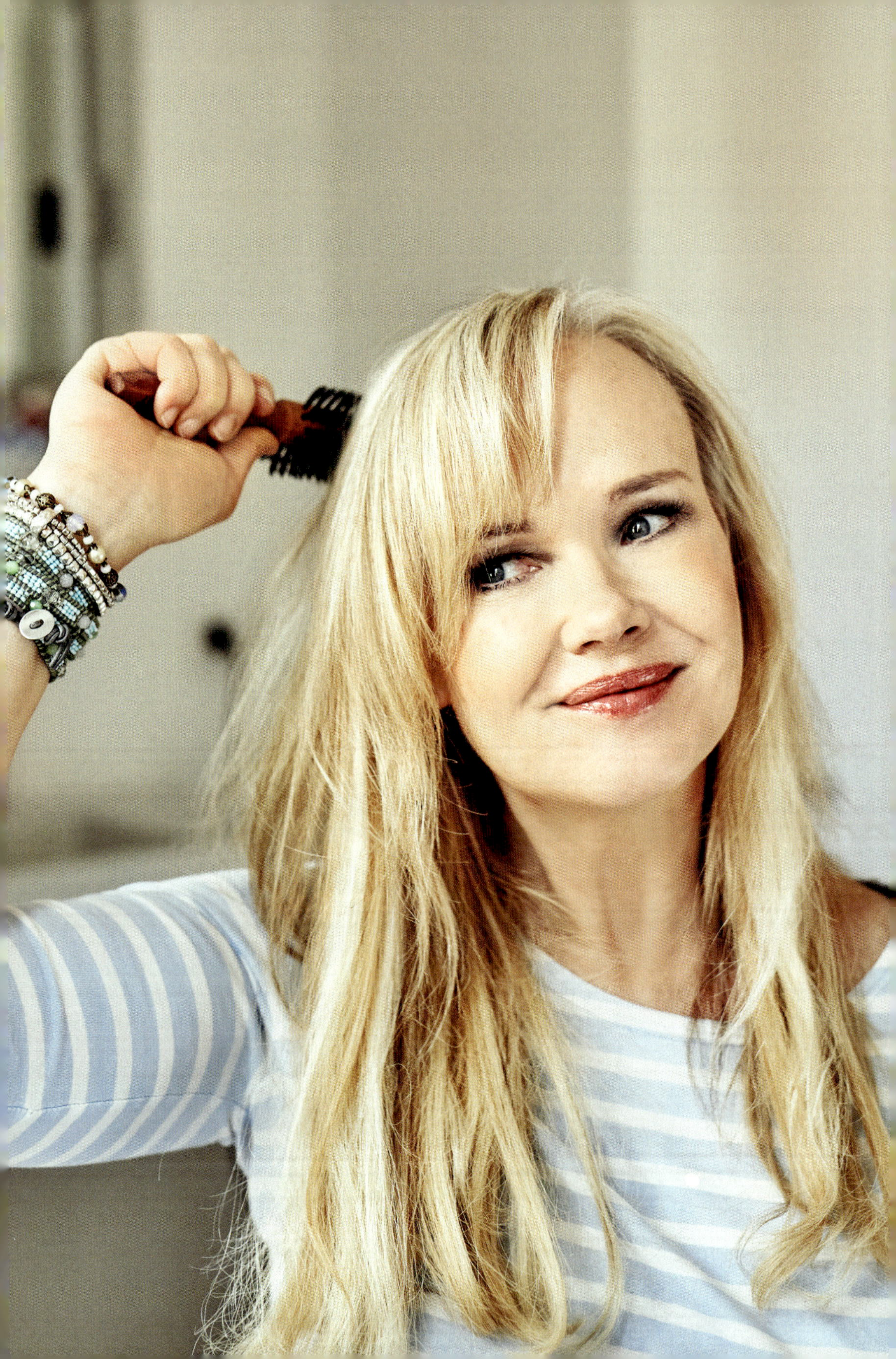

WOCHE

4

Wir starten mit einem Blutdrucksenker namens Mozart, lernen, gehend zu meditieren, das wahrscheinlich schnellste und leckerste Volllkornbrot der Welt zu backen, Überflüssiges endlich loszulassen, die Wirbelsäule beweglicher zu machen, alte Freunde aufzuspüren und das Haar streichelzart zu pflegen. Das Ganze wie immer in 7 Minuten täglich!

TIPP 1

KLASSIKRADIO

Ein Blutdrucksenker namens Mozart

FÜR EILIGE: Dass Musik auf den Menschen eine tief gehende Wirkung hat, ist seit Jahrhunderten bekannt. Jeder von uns hat Lieblingslieder, aber Musik kann noch viel mehr: Klassische Musikstücke wirken auf (fast) jeden Menschen beruhigend, sie senken den Blutdruck, wirken stress- und angstlösend und sogar gegen Schmerzen. Deshalb stehen heute auf dem Programm: 7 Minuten Hörgenuss Ihrer Wahl von Wiener Klassik bis Mozart.

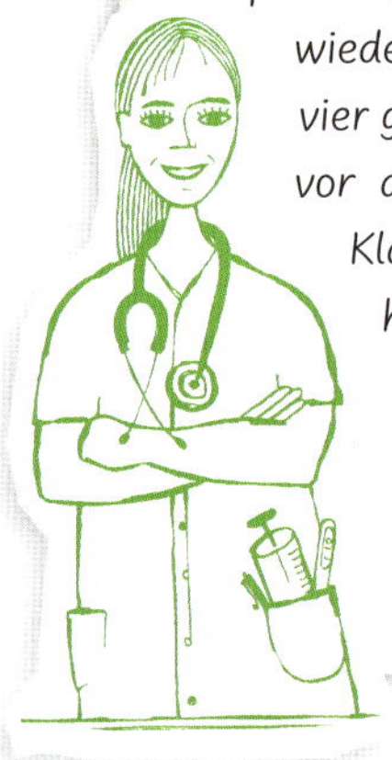

Kennen Sie das? Sie singen Weihnachtslieder in der Kirche oder hören/spielen Stücke aus der Kindheit auf dem Klavier, und plötzlich rollen die Tränen? Wie eine Erinnerung an Verlorenes, Grüße aus der Vergangenheit? Ich finde es ziemlich peinlich, aber es passiert mir immer wieder. Als Kind habe ich viel Klavier gespielt, am liebsten morgens vor der Schule und am liebsten Klassik. Erst vor fünf Jahren habe ich mit den Kindern meine Liebe fürs Singen und Klavierspielen wiederentdeckt. Musik bringt bei uns richtig Leben in die Bude. Manchmal nervt es, die immer gleichen Klavier-Akkorde zu hören. Aber ich habe festgestellt, dass gemeinsames Singen bei uns jeden Streit schlichten kann oder, sagen wir mal, eine vorübergehende Waffenruhe bewirkt. In den Jahren dazwischen fehlte mir einfach die Zeit und Muße für Mozart, Grieg oder Beethoven. Schade, denn Musik birgt Erinnerungen und intensiviert Erlebtes. Aber sie hat auch direkten Einfluss auf unser Nervensystem und kann uns beruhigen, unseren Blutdruck runterfahren, was den meisten von uns sehr guttun kann.

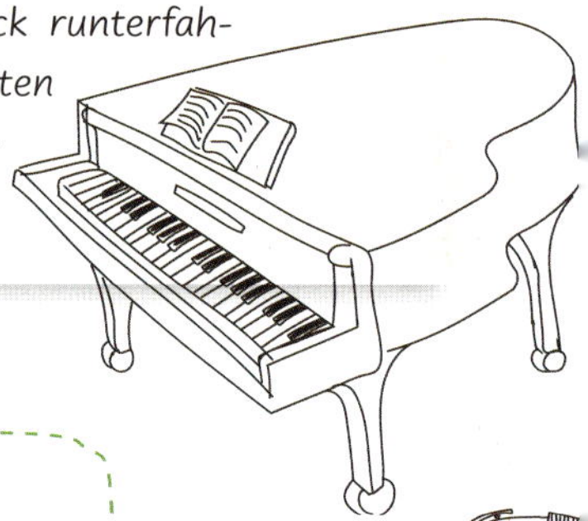

So wirkt's:

- senkt die Herzfrequenz und den Blutdruck
- beruhigt die Atmung
- reduziert Stresshormone
- wirkt schmerzlindernd und beruhigend vor und nach Operationen

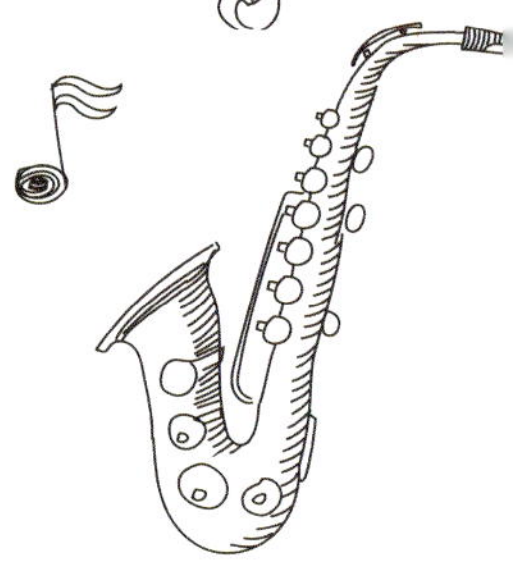

So geht's:

MATERIAL

Kopfhörer und ein Handy oder eine Plattensammlung

ANLEITUNG

Sie haben die Wahl: Arien aus Opern von Giuseppe Verdi, Ludwig van Beethovens 9. Sinfonie oder die Arien in Giacomo Puccinis Oper Turandot. Diese wirken laut einer an der Universität Oxford erschienenen Studie besonders gut als Blutdrucksenker.

Oder Sie hören ein Stück von Johann Sebastian Bach, Wolfgang Amadeus Mozart, Georg Friedrich Händel, Arcangelo Corelli, Tomaso Albinoni und Giuseppe Tartini. Diese wirken laut einer Beobachtungsstudie an der Universitätsklinik Marienhospital Herne unter Professor Trappe gut auf Herz und Kreislauf. Hören Sie mindestens 7 Minuten Musik, am besten klassische, und schauen Sie, wie es Ihnen damit geht!

Das bringt's:

Schon bei den Olympischen Spielen in der Antike wurde gedopt, allerdings ohne unerwünschte Nebenwirkungen: Man setzte Musik zur Leistungssteigerung der Athleten ein. Mittlerweile gibt es mehrere Studien, die den Einfluss von Musik bei verschiedenen Beschwerdebildern, bei operativen Eingriffen oder in der Schmerztherapie und auch in der Palliativmedizin untersucht haben. Auch auf die Herzfrequenz wirkt Musik beruhigend. Stress klingt schneller ab, Ängste werden erst gar nicht groß, und auch Depressionen wirken nicht mehr überwältigend. Und selbst wenn man die Riesenbandbreite individueller musikalischer Vorlieben berücksichtigt, so wirkt Musik immer direkt auf Körper und Geist – und das gleichermaßen bei Kindern wie bei Erwachsenen. So verändert sich zum einen unsere Stimmung, und durch den Reiz auf unser vegetatives Nervensystem, das Herz und Kreislauf kontrolliert, verändern sich Puls, Blutdruck und Atemfrequenz.

Langsame Musik mit einem wiederkehrenden 10-Sekunden-Zyklus hat laut einer Oxford-Studie einen blutdrucksenkenden Effekt, weil sie dem Rhythmus des Herz-Kreislauf-Systems gut angepasst ist. Der Kardiologe Peter Sleight testete dazu zwölf musikalisch gebildete Probanden und zwölf musikalische Laien. Dabei stellte er fest, dass einige Arten langsamer Musik besonders gut geeignet sind, den Blutdruck zu senken. Bei Jazz oder schnellen klassischen Musikstücken ließ sich dieser Effekt dagegen nicht beobachten.

Eine ältere Untersuchung an der Universitätsklinik in Herne zeigte, dass jeder Komponist und jede Kompositionsform unterschiedliche Effekte auf das Herz-Kreislauf-System haben. Bachs Orchesterstudie Nr. 3 senkte in einer Studie mit 60 Teilnehmern den Blutdruck um durchschnittlich 7,5 zu 4,9 mmHg, also von beispielsweise 140 zu 90 mmHg auf rund 132 zu 85 mmHg. Auch die Herzfrequenz sank um etwa sieben Schläge pro Minute. Interessanterweise konnten die Forscher auch Blutdrucksenkungen bei Heavy-Metal-Musik nachweisen. Solange die- oder derjenige richtig darauf steht. Lustig.

TIPP 2

ZEN-GEHEN

Achtsam bewegen für meditative Minuten

FÜR EILIGE: Hier ist jeder einzelne Schritt die Übung. Die Konzentration liegt dabei ganz auf den Fußsohlen. Ideal ist diese Übung für die Umsetzung von Zen im Alltag, wenn einem grad mal wieder alles bis zum Hals steht und man sich gerne beruhigen oder wieder besser konzentrieren möchte. Heute erlernen Sie eine Möglichkeit des achtsamen Gehens. Nutzen Sie alltägliche Situationen wie den Weg zum Auto, zum Bus oder Zug, zur Haustür, zur Bürokantine, natürlich möglichst unbeobachtet. Genießen Sie das Gehen und erleben Sie konzentriert den Weg, er ist das Ziel.

Frau Lu lernte ich kennen, als sie zu »Hauptsache Gesund« kam, um unser Team mit ihrem unendlichen Wissen aus der Traditionellen Chinesischen Medizin (TCM) zu unterstützen. Auch ich ließ mir von ihr Akupunkturnadeln setzen und jaulte laut auf, wonach sie für mich immer Babynadeln reservierte, wie sie grinsend betonte. Einmal zeigte sie in der Sendung das Zen-Gehen und betonte, dass chinesische Ärzte dieses sogar als wichtigen Teil der Behandlung empfehlen, wenn jemand schwer an Krebs erkrankt ist, zur Anregung der Selbstheilungskräfte. Ich fand es damals etwas sonderbar. Über die Jahre aber wurde Meditation immer präsenter, es folgten immer mehr Studien und Kongresse (sogar der größte Kardiologenkongress in den USA) zu diesem Thema, und die Ergebnisse waren verblüffend. Meditation – in welcher Form auch immer – regt unsere Selbstheilungskräfte an, senkt unseren Blutdruck, stärkt unsere Herz- und Hirngesundheit. Aber wie integriert man jetzt etwas Meditatives in sein Leben? Probieren Sie es doch heute mal mit dieser kleinen Übung.

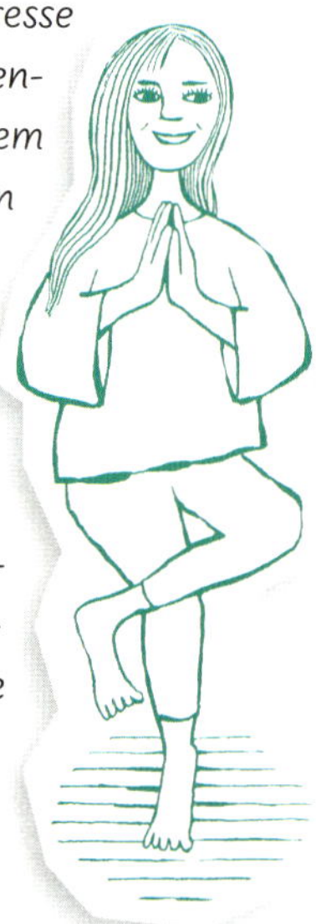

So wirkt's:

- verbessert die Konzentrationsfähigkeit
- wirkt angstlösend und beruhigend
- senkt den Blutdruck
- verbessert die Herzgesundheit
- stärkt das Immunsystem
- stärkt die Sensitivität und Wahrnehmung

++++++++ **Nur 7 Minuten?** ++++++++++ Ja, 7 Minuten zum Zen-Gehen. +++++++++++++

So geht's:

- Bedecken Sie Ihre rechte Hand mit der linken, wobei die Daumen verschränkt sind. Legen Sie Ihre Hände vor den Solarplexus (mittig unter dem Rippenbogen) und gehen Sie erst mal in Schneckengeschwindigkeit.
- Üben Sie im Rhythmus Ihrer natürlichen Atmung. Atmen Sie auf dem linken Schritt ein und auf dem rechten wieder aus.
- Wenn Sie langsam gehen, konzentrieren Sie sich auf das Anheben des Fußes, das Nach-vorne-Bewegen und das Absenken.
- Kommen Sie innerlich immer wieder zurück auf den Boden unter Ihren Füßen, achten Sie auf die Fußsohlen.
- Wenn Sie schneller gehen möchten, werden Sie sich jeden Schritts bewusst.

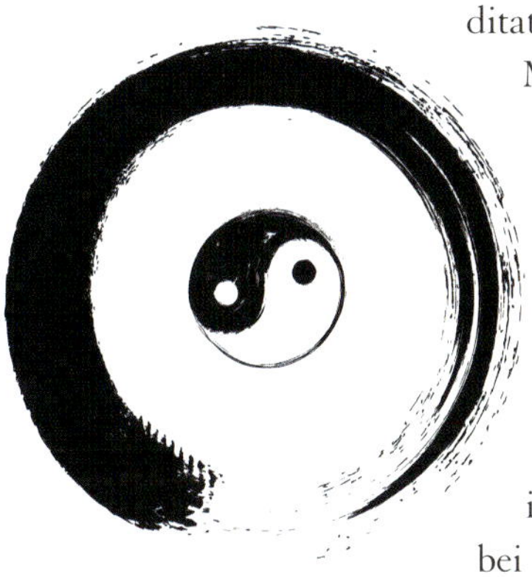

Das bringt's:

Diese Zazen-Übung wird heute noch in den Zen-Klöstern Japans praktiziert. Normalerweise sind die Zen-Mönche bekannt dafür, dass sie, um sich innerlich zu sammeln, lange und geduldig sitzen können. In dieser Übung versucht man, seine innere Sammlung in der Bewegung zu erreichen und zu vertiefen.

Unter Zen versteht man eine Religion, die gemeinhin auch als Zen-Buddhismus bezeichnet wird. Auf dem Weg von Indien über China nach Japan erfuhr er eine eigene Prägung. Hier versucht sich der Zen von weltlichen Zwängen, Regeln und Ordnungen zu befreien. Das Mittel dazu ist die Meditation, mit der man die große Leere als befreienden Zustand erreichen kann. In den USA und Europa wird die Zen-Meditation nicht nur von hart arbeitenden Managern geschätzt. Auch in vielen naturheilkundlich arbeitenden Kliniken haben Zen-Workshops Eingang gefunden, da die Form der Versenkung, die hier geübt wird, nachweislich positiv auf Herz und Gehirn und unsere Fähigkeit, sich zu entspannen, wirkt.

Im Mittelpunkt des Zen steht die Meditation, also die Versenkung. Meistens nimmt man dazu eine sitzende Position ein und achtet besonders auf die Atmung. Das Zen-Sitzen ist aber gar nicht so einfach, wie es sich anhört, deshalb sind Übungen, in denen das achtsame Tun im Vordergrund steht, wie bei dieser hier, für uns unruhige Geister ein guter Anfang, um mal runterzukommen. Beinahe alle Systeme des Körpers werden durch die beim Zen-Gehen entstehende tiefe Entspannung angesprochen: das Muskel- und Nervensystem, Herz und Kreislauf sowie das Atemsystem, der Verdauungstrakt, das Schmerzempfinden und die immunologische Abwehr. Neuere wissenschaftliche Studien haben gezeigt, dass Meditieren das Erbgut in unseren Körperzellen schützt und die Gehirnstrukturen positiv beeinflussen kann. Das alles funktioniert, solange man dranbleibt und regelmäßig übt. Mit 7 Minuten pro Tag sollte das aber drin sein, oder?

TIPP 3

IM-NULLKOMMANIX-BROT

Das (wahrscheinlich) schnellste Vollkornbrot der Welt

FÜR EILIGE: Nicht nur in Krisenzeiten wird das Brotbacken gerne als überlebensnotwendige Küchentechnik ausgepackt. Mit diesem frischen und in kürzester Zeit selbst gemachten Brot starten Sie – garantiert ohne unerwünschte Zusatzstoffe – wunderbar in den Tag oder beenden ihn abends. Das freut nicht nur den Gaumen und die Geschmacksnerven, dieses ballaststoffreiche Brot tut auch dem Darm gut und liefert reichlich Vitalstoffe und Energie für einen guten Start in den Tag.

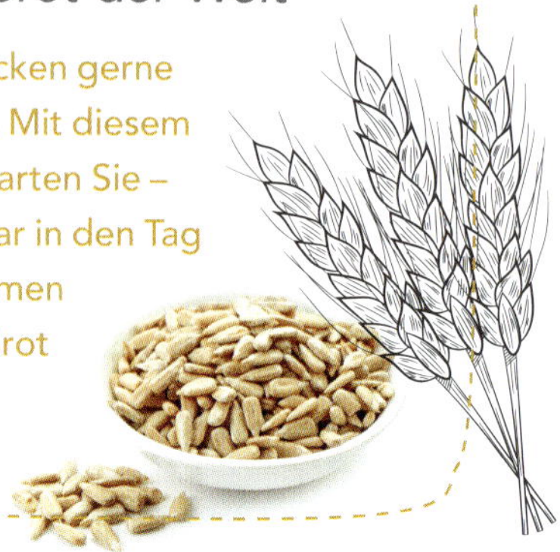

Wenn man Australier und andere Menschen in fernen Ländern fragt, welches Essen sie mit Deutschen verbinden, kommen natürlich erst mal Sauerkraut und Hax'n, gleich gefolgt vom Vollkornbrot. Wenn die wüssten, dass eigentlich nur 10 Prozent der Deutschen zur Vollkornvariante beim Bäcker greifen! Was schade ist, denn ich persönlich finde, Letzteres hat doch viel mehr Substanz und Geschmack. Warum ich als heutige Aufgabe das Brotbacken ausgewählt habe, hat damit zu tun, das viele Menschen ein selbst gebackenes Brot super vertragen. Denn Sie bestimmen, was reinkommt: Wie viel Salz (und in Brot sind oft Riesensalzmengen versteckt), welche Zusatzstoffe (oder eben keine), welches Mehl (insbesondere bei Unverträglichkeiten), wie viel Eiweiß oder gesunde Öle. Und natürlich auch, welche Größe es hat. Außerdem ist es erstaunlich einfach und schnell gemacht. Sie müssen nicht mal den Ofen vorheizen. Los geht's:

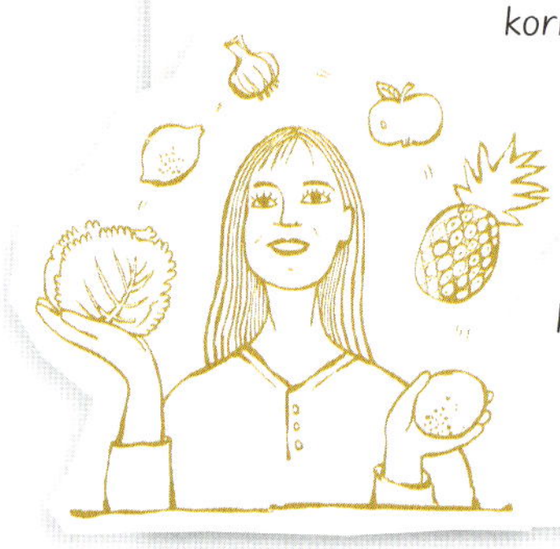

So wirkt's:

- nährt die richtigen Darmbakterien und unterstützt das Immunsystem
- fördert die Verdauung durch Ballaststoffe
- zellschützend durch Antioxidanzien
- blutdrucksenkend, da salzarm

Nur 7 Minuten? 7 Min. zum Mischen und Kneten

So geht's:

ZUTATEN

- 1 Würfel frische Hefe
- 400 g Dinkel- und 100 g Buchweizenmehl (oder 500 g Weizenvollkornmehl)
- je 50 g Sonnenblumenkerne, Sesamsamen und Kürbiskerne (alternativ: klein geschnittene getrocknete Tomaten, Kräuter, Nüsse oder Karottenraspel)
- 2 TL Salz
- 2 EL Apfelessig
- Butter für die Form
- Kastenform

ZUBEREITUNG

- In einer kleinen Schüssel die Hefe in 450 ml lauwarmem Wasser auflösen. Die anderen Zutaten in einer größeren Schüssel mischen, eine Kuhle bilden, das Hefewasser hineingießen und alles verkneten. Eine Kastenform mit Butter ausfetten und gleich in den kalten Ofen stellen (nicht gehen lassen, nicht vorheizen!).
- Den Ofen auf 180° C erhitzen und das Brot in 1 Std. backen. Herausnehmen, auf ein Gitter stürzen und bei Bedarf noch mal für 10 Min. in den heißen Ofen geben.

Das bringt's:

Ein Dinkel-Vollkornbrot wie dieses Rezept liefert viel Magnesium, Zink, Kalium und Eisen, ist reich an zellschützenden Antioxidanzien und gut sättigendem pflanzlichem Eiweiß. Außerdem enthält es fünfmal so viele Ballaststoffe wie Weißbrot. Die sind so wichtig, weil nur mit ihnen die Verdauung und der Transport von Nahrungsbestandteilen im Darm gut funktionieren. Außerdem nähren sie unsere Darmflora, um daraus Energie und Endprodukte (wie etwa Milchsäure) herzustellen, die unser Immunsystem im Darm unterstützen.

Eine Scheibe (30 g) von diesem Brot bietet 4,0 Gramm Ballaststoffe. 30 Gramm aus Vollkornprodukten, Hülsenfrüchten, Gemüse und Salat sollten wir laut den Empfehlungen der Deutschen Gesellschaft für Ernährung täglich essen.

Gluten, das Klebereiweiß in einigen Getreidearten (Weizen, Roggen, Gerste und Hafer), macht manchen Menschen schwer zu schaffen. Sie bekommen davon Bauchweh und Verdauungsbeschwerden. Ihr Dünndarm kann die sogenannten FODMAPs (fermentierbare Oligo-, Di- und Monosaccharide sowie Polyole) nicht ausreichend abbauen. Die gelangen dann unverdaut in den Dickdarm und bilden dort Gase. Gut verträglich sind daher für Menschen, die Brot sonst meiden, Urgetreide wie Einkorn, Emmer und Durum oder aber auch Hirse, Mais, Reis und Teff. Selbst Dinkel, wie in diesem Brot, wird oft besser vertragen, auch wenn hier Klebereiweiß enthalten ist.

Die im Brot enthaltenen Saaten punkten außerdem noch durch eine Extraportion an zellschützenden Omega-3-Fettsäuren und sekundären Pflanzenstoffen. Für die Omega-3-Fettsäuren sind zahlreiche gesundheitliche Wirkungen gut belegt: Sie wirken entzündungshemmend, gegen Herzrhythmusstörungen und schützen die Herzkranzgefäße vor Ablagerungen. Da ist mit zwei Scheiben zum Frühstück schon ein guter Start gemacht.

Am besten legen Sie Ihr frisches Brot in einem sauberen Baumwolltuch in eine Brotbox.

TIPP 4

ALLES MUSS RAUS!

Loslassen und aufatmen durch Aufräumen und Weggeben

FÜR EILIGE: Aufräumen hilft zu entspannen und den Kopf wieder für wichtigere Dinge freizukriegen, zum Beispiel, um nachzuspüren, welche inneren Bedürfnisse man gerne stillen möchte in Zeiten, in denen man schon alles hat, was man so haben muss. Nutzen Sie Ihre heutigen 7 Minuten, um in Ihrem Umfeld aufzuräumen. Dazu verwenden wir die Methode: drei, zwei, eins, keins.

Es gibt Studien, die einen wirklich zum Lachen bringen können, so wie diese zum Beispiel: Es wurde untersucht, wie sich das Essverhalten von Frauen ändert, wenn sie mit einer chaotischen Küche leben, in der alles Mögliche rumsteht, im Gegensatz zu solchen Frauen, die in einer wohlgeordneten Küche arbeiten. Warum überhaupt nur Frauen?, frage ich mich gleich. Aber dann finde ich endlich eine Antwort auf eine meiner dringlichsten Fragen, warum ich ständig mit meinem Gewicht kämpfen muss. Die Antwort ist verblüffend: Die Frauen in den unordentlichen Küchen greifen nämlich signifikant häufiger zu Schokokeksen, aber nicht zu Möhrenstückchen als die in den ordentlichen. Hab ich's doch gewusst: Ich bin zu speckig, weil mein Mann so unordentlich ist, ha! Aber es gibt noch ein paar andere Gründe, warum es sich lohnt, ab und zu auszumisten. Fangen Sie gleich heute damit an und schnitzen Sie schon mal ein paar Möhrenstückchen☺ …

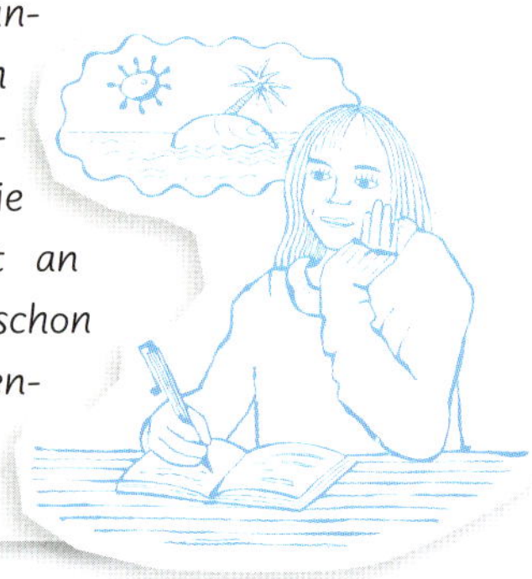

So wirkt's:

- man wird konzentrierter, trifft besser Entscheidungen
- man gewinnt mehr Zeit, weil man nicht mehr suchen muss
- man fühlt sich innerlich »aufgeräumter«
- man wird kreativer, weil man nicht gedanklich von anderen Dingen in Beschlag genommen wird
- man wird flexibler, weil man weniger mit sich herumschleppt
- man fühlt sich freier

So geht's:

Gehen Sie heute 7 Minuten durch Ihre Wohnung oder durch ein Zimmer Ihres Hauses und sortieren mindestens drei Dinge aus. Das kann in der Küche ein angeschlagener Teller oder eine Tasse sein, ein Glas mit einem Sprung, im Wohnzimmer alte Zeitschriften oder ein CD-Ständer, den Sie nicht mehr brauchen, oder Blumenübertöpfe, die zu Sammelobjekten avanciert sind, ohne dass sie jemand wirklich anschaut. Auch Wandschmuck oder Bilder können Sie dahingehend prüfen, ob Ihr Blick tatsächlich noch wohlgefällig darauf fällt. Wenn nicht, dann weg damit. Werfen Sie weg, was Sie nicht mehr benutzen wollen, weil es kaputt ist und nicht mehr zu reparieren. Sammeln Sie heile Sachen und Klamotten für ein Sozialkaufhaus oder den Altkleidercontainer. Sofort wegwerfen geht zwar schneller, nachhaltig handeln fühlt sich aber besser an.

Das bringt's:

Aufräumen ist nur was für Dummies, weil das Genie das Chaos schließlich beherrscht? Jeder kennt das Bild vom genialen Kopf, der eingerahmt von gefährlich hohen Bücher- und Papierstapeln, auf denen alte Kaffeebecher abgestellt sind, eben mal die Relativitätstheorie zustande bringt. Vielleicht hat der eine oder andere den Ausspruch (des tatsächlichen Genies) Albert Einsteins auch schon für sich und sein Chaos verwendet. Und vielleicht gehören Sie ja zu den wenigen Zeitgenossen, die erst im Chaos zu Höchstleistungen fähig sind. Allerdings hängen Chaos und Genie tatsächlich nicht zwingend zusammen. Es scheint lediglich ein bisschen was dran zu sein, dass unordentliche Menschen offener für Neues, insbesondere Kreatives sind. Die Studie, in der dies herausgefunden wurde, zeigte allerdings auch, dass Ordnung und die Reduktion aufs Wesentliche, egal ob im Arbeitsumfeld oder zu Hause, es uns einfacher macht, Wichtiges zu erkennen und kluge Entscheidungen zu treffen. Neurowissenschaftler, Psychologen und natürlich auch Aufräumpäpstin Marie Kondo sind sich darin einig, dass ein geordnetes Umfeld in vielerlei Hinsicht wohltuend ist. So haben Untersuchungen gezeigt, dass uns Chaos daran hindert, Aufgaben richtig zu priorisieren, weil es uns ablenkt. Eine andere Studie zeigte sogar eine Verbindung zwischen einem chaotischen, mit Dingen überladenen Umfeld und gesundheitlichen Problemen wie Ängsten, Depressionen, Stress oder Gewichtszunahme. Tatsächlich scheinen wir bei Chaos um uns herum auch eher zu Süßigkeiten zu greifen, sind weniger hilfsbereit und Neuem gegenüber auch nicht so aufgeschlossen.

Vielleicht ist es auch einfach so, dass viele von uns in einer mit Informationen und Eindrücken überladenen Welt zu Hause ein Umfeld brauchen, in dem wir den Überblick bewahren und deshalb auch gut abschalten können. Ausmisten und Ausrangieren war auch schon vor Marie Kondo das ideale Mittel, um seine Wohnung auf preisgünstigste Art und Weise aufzuhübschen und für sich selbst mehr Ruhe und Ordnung zu schaffen.

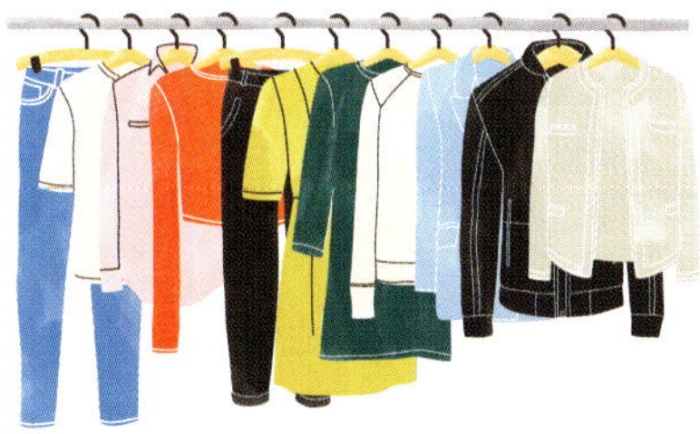

TIPP 5

RÜCKEN-QIGONG

Sanfte Bewegungen lassen die Wirbelsäule aufatmen

FÜR EILIGE: Wer Qigong regelmäßig übt, tut viel für sein Wohlbefinden und »pflegt« sein Leben, wie es in der traditionellen Chinesischen Medizin heißt. Übungen gibt es im Qigong wie »Sterne am Himmel«. Diese Folge, bei der Sie beim langsamen, bewussten Üben immer tief ein- und ausatmen, ist ideal, wenn Sie morgens vom Liegen noch etwas steif sind und wenn der Rücken schmerzt. Sie können diese Übungen natürlich auch gerne mal zwischendurch machen. Üben Sie heute nur 7 Minuten.

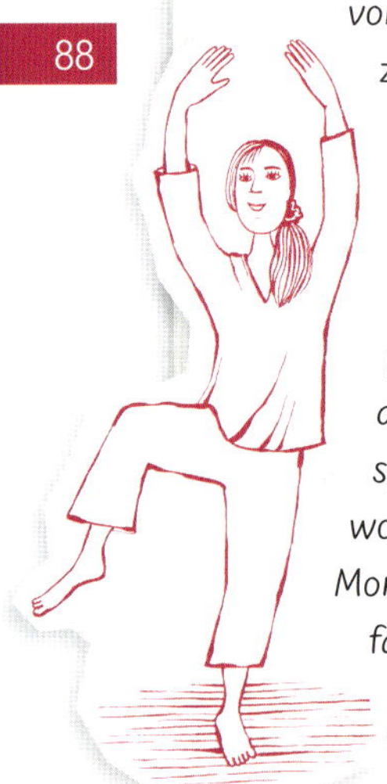

Älter zu werden ist ja nicht immer lustig. Ich finde, es wird immer anstrengender, gut auszusehen, ganz zu schweigen von den Strapazen, seine Figur zu halten. Bei Veranstaltungen für den MDR hatte ich immer wieder sehr schlanke, wohlgeformte ältere Zuschauerinnen vor mir stehen, die ich gleich ausquetschte, wie sie das denn schaffen würden, so sportlich auszusehen. Die Antwort war oft: Ich mache jeden Morgen meine Übungen. So einfach ist das also. Aber das braucht Disziplin oder Spaß daran oder beides. Mit unseren Kindern haben wir in fernöstlichen Ländern die meist älteren Menschen bestaunt, die mit ausgreifenden Bewegungen – so als würden sie Tennis spielen, aber hätten die Schläger zu Hause vergessen – im Park unbeirrt herumtanzten. Tai-Chi und Qigong können dabei viel mehr, als eine gute Figur zu sichern, sie stärken unser Herz und unsere Lunge, unsere Balance, Kraft und Ausdauer. Probieren Sie heute mal zwei kleine Übungen und atmen dabei tief durch, am besten im Morgengrauen, dann ein Käffchen, und ab in den Tag!

So wirkt's:

- blutdruckregulierend
- verbessert den Fettstoffwechsel
- steigert Beweglichkeit, Ausdauer und Balance
- hebt die Laune
- wirkt schmerzlindernd bei Rückenproblemen
- fördert die Konzentrationsfähigkeit
- reguliert das Nervensystem, beruhigt

So geht's:

Alle Bewegungen machen Sie bitte so langsam und geschmeidig wie möglich. Konzentrieren Sie sich aufs tiefe Ein- und Ausatmen und unterstützen Sie so die Entspannung für Nacken und Rücken.

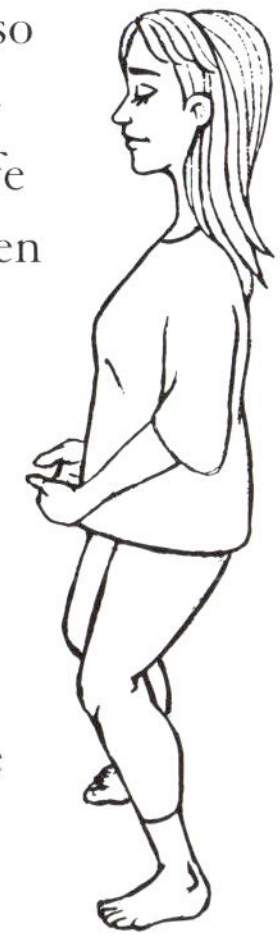

Den Himmel bewegen und die Erde berühren:

- Stellen Sie die Füße hüftbreit auseinander, beugen Sie leicht die Knie, richten Sie den Brustkorb auf und lassen Sie die Schultern hängen. Die Arme lassen Sie seitlich herabhängen mit etwas Platz unter Ihren Achselhöhlen. Verschränken Sie nun die Finger vor Ihrem Unterleib wie ein Körbchen.
- Atmen Sie ein und heben die Arme vorne nach oben bis über den Kopf und drehen die Handflächen zum Himmel. Die Finger bleiben verschränkt.

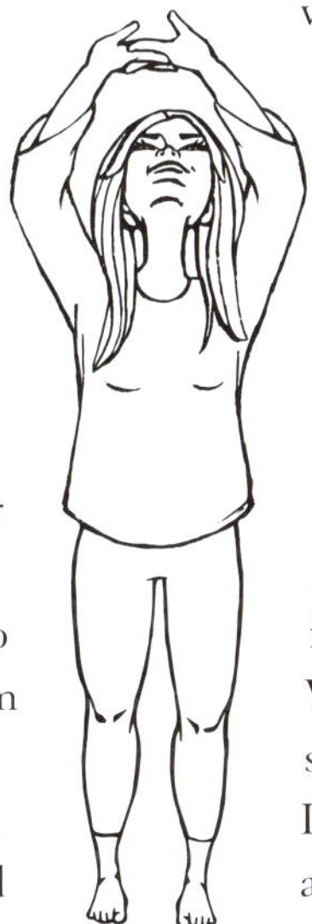

- Atmen Sie aus und beugen sich so weit nach rechts, wie es angenehm ist. Atmen Sie ein und kommen zurück zur Mitte. Ausatmen und nach links beugen. Einatmen und wieder aufrichten. Ausatmen und den Rumpf nach hinten beugen, der Blick zeigt zu den Händen. Einatmen und wieder aufrichten, sodass Kopf und Nacken gerade sind.
- Langsam nach vorne und so weit nach unten beugen, wie es angenehm ist. Die Handflächen zeigen nach unten.

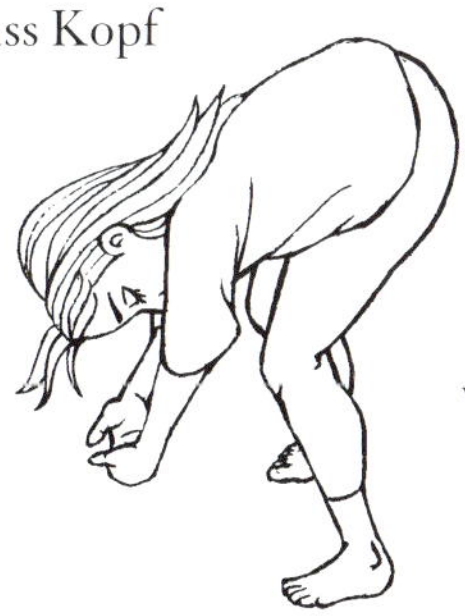

- Einatmen, die Hände drehen, sodass die Handflächen nach oben zeigen, und langsam Wirbel für Wirbel wieder aufrichten.
- Wieder von vorne beginnen und die Übungen noch achtmal wiederholen.

Das bringt's:

Den meisten von uns tut die Wirbelsäule immer mal wieder weh, weil wir sie oft falsch belasten. Das Einzige, was da hilft, ist regelmäßiges Dehnen, Strecken, Kräftigen. Beim Qigong wird – wie beim Tai-Chi (Schattenboxen) auch – Wert darauf gelegt, dass die Wirbelsäule von innen heraus nach unten wie nach oben länger wird. Dabei sinkt der untere Teil mit dem Steißbein etwas in Richtung Boden, die Halswirbelsäule mit dem oberen Teil zieht zum Himmel hin. So wird die Wirbelsäule etwas gerader und die einzelnen Wirbel freier.

Wer regelmäßig traditionell chinesische Übungen wie Qigong in sein Leben einbaut – für Fans klassisch am Morgen im Park oder eigenen Garten –, hat sogar noch viel mehr davon: Ein großer Studienüberblick zeigte gerade für Herzpatienten enorme Vorteile, weil es den Blutdruck und die Blutfette senkt und dabei noch die Laune hebt.

Ein wichtiger Teil der Wirkung ist die Entspannung: Spüren Sie immer wieder, ob die Wirbelsäule schmerzfrei mitmacht und ob Sie ruhig atmen.

TIPP 6

WO BIST DU? ICH BIN HIER!

Alte Freunde aufspüren bringt Wärme ins Leben

FÜR EILIGE: Finden Sie die Freundesleiche in Ihrem Keller, um die es Ihnen eigentlich leidtut. Zu wem haben Sie keinen Kontakt mehr, aber finden das schade? Setzen Sie sich kurz hin und geben ein Lebenszeichen von sich. Per SMS, Brief, Mail oder greifen todesmutig zum Telefon. Dann heißt es abwarten oder später mal sanft nachhaken.

Ich muss nicht lange überlegen, dann fällt mir sofort ein, wen ich auf der schon etwas ausgedehnteren Strecke meines bisherigen Lebens schmählich zurückgelassen habe. Wenn ich noch genauer überlege, wird die Liste sogar immer länger. Wie gut, dass ich nur 7 Minuten habe, und die meiste Zeit brauche ich ja, um die Nachricht zu verfassen.

Und, ehrlich gesagt, eigentlich spürt man es ja sofort, um wen es wirklich schade ist. Wen man gerne auch in seinem heutigen Leben dabeihätte und bei wem man öfter überlegt hat, wie es ihr oder ihm wohl heute geht. Vielleicht sind Ihre Gedanken begleitet von einem etwas peinlichen Gefühl, dass man das damals eigentlich nicht besser hinbekommen hat. Gekränkte Eitelkeit war im Spiel oder Sie haben sich einfach so aus den Augen verloren? Oder haben Sie den trennenden Grund vergessen? Dann könnte es dem anderen genauso gehen, und das Gute ist, es wächst tatsächlich oft Gras drüber, die alte Nähe ist aber trotzdem wieder da. Ein schönes Gefühl. Im Rückblick auf die letzten 50 Jahre kann ich nur sagen, es gibt gar nicht so viele Menschen, die mir wirklich nahestanden und mich berührten. Schade, wenn es diese nicht mehr in meinem Leben gibt, obwohl es möglich wäre.

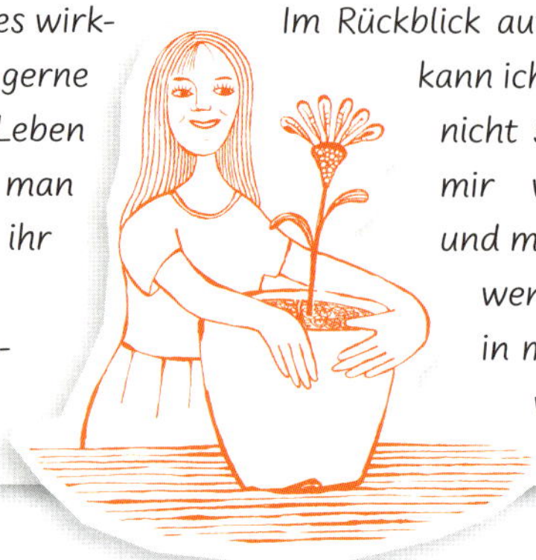

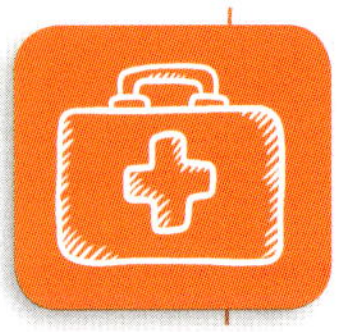

So wirkt's:

- bereichernd
- belebend
- harmonisierend

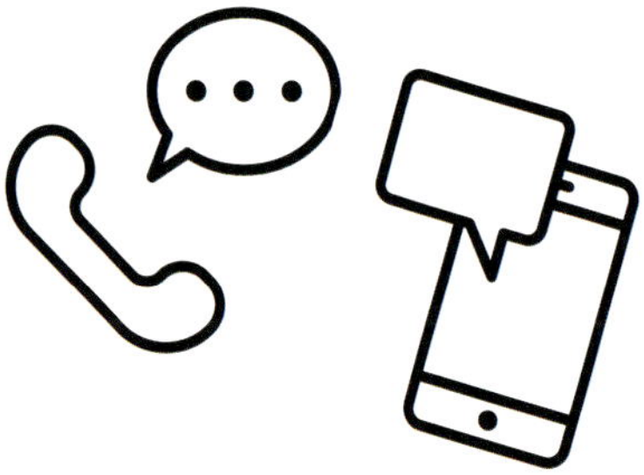

Nur 7 Minuten? Ja, um zu überlegen …

So geht's:

MATERIAL

- Stift
- Zettel
- Briefumschlag
- oder Computer oder Handy

ANLEITUNG

- Überlegen Sie kurz, wen Sie vermissen und wer eine kleine Nachricht wert wäre. Damit meine ich nicht die Menschen, die Ihnen nicht fehlen. Das sind diejenigen, die Sie ein Stück weit in Ihrem Lebens begleitet haben, und dann haben sich die Wege getrennt, weil es an der Zeit war. Es sind die Menschen oder der Mensch, der Ihnen nahe war, der Sie vielleicht verletzen konnte und Ihnen aber immer mal wieder in den Sinn kommt. Und der fehlt.

- Und jetzt wird's hart: Schreiben Sie ein kurzes Hallo, gefolgt von der Frage, wie es dem anderen geht, vielleicht anknüpfend an etwas, was man gemeinsam hatte oder gerne zusammen unternommen hat. Dann ein paar Zeilen zur eigenen Situation, ehrlich, vielleicht sogar humorvoll. Beschreiben Sie kurz, was in der Zwischenzeit passiert ist.

- Dann schließen Sie mit der Bitte, sich doch mal zu melden, und herzlichen Grüßen. Auf welchem Weg auch immer. Es gibt kaum eine Person, die man im Internet nicht finden kann.

Das bringt's:

Nicht umsonst hat Großbritannien ein eigenes Ministerium für Einsamkeit. Seit 2018 koordiniert es Versuche der Regierung, Menschen aus der Anonymität und Isolation zu holen. Die ehemalige Premierministerin Theresa May wollte mit diesem Ministerium der »traurigen Realität des modernen Lebens« den Kampf ansagen. Vielleicht wollte sie damit auch nur den Folgen des Brexits vorgreifen, immerhin galten schon vorher neun Millionen Briten als einsam.

Fakt ist: Auch in Deutschland sind 17 von 41 Millionen Haushalten Singlehaushalte, Familien werden immer kleiner und leben weit voneinander entfernt. Gerade für die schwierigen Situationen des Lebens ist es aber wichtig, wertvolle Menschen an der Seite zu haben und neue Freunde zu finden. Leider begünstigt das Internet den Rückzug in die eigene Komfortzone. Aber es erlaubt es uns auch, verschollene Menschen ausfindig zu machen.

Einsamkeit vorzubeugen hat zudem noch einen anderen wichtigen Aspekt: Heute weiß man aus der Psychosomatik, dass Einsamkeit krank machen kann. Dabei reicht das Spektrum bei Alleinlebenden von 1,5- bis 2,5-mal häufigerem Auftreten von Depressionen, Angst- und Zwangsstörungen bis hin zu einem ungesünderen Lebensstil, der wiederum Herzinfarkt und Schlaganfall begünstigt. Wir sind eben soziale Wesen, und Austausch ist wichtig. Mit alten Freunden hat man in der Regel schon viel gemeinsame Basis aufgebaut, also los geht's!

TRAUMHAARBÜRSTENSTRICHE

Schönes Haar dank Streicheleinheiten

FÜR EILIGE: Kräftiges, gesundes Haar ist ein Symbol für Schönheit und Vitalität. Das gilt für Frauen genauso wie für Männer. Für die heutigen 7 Minuten empfehle ich die klassischen 100 Bürstenstriche. Den Tipp gaben Mütter vergangener Generationen gerne an ihre Töchter weiter. Fakt ist: Das Bürsten tut kürzerem wie langem Haar und der Kopfhaut tatsächlich gut, die Haarstruktur verbessert sich, und das Haarwachstum wird angeregt.

TIPP 7

Haben Sie Teenies zu Hause – weibliche? Dann haben Sie, so wie ich, vermutlich auch keine einzige Bürste mehr im Schrank. Ständig renne ich meinen Bürsten hinterher und bettele und flehe, sie doch mal zurückzulegen. Überhaupt – wo sind die 10 Stück geblieben, die ich gekauft habe? Meine Töchter lieben ihre Haare und machen alles Mögliche mit ihnen. Gerade hat eine himbeerrote Spitzen und die andere ganz türkises Haar. Zugleich hassen sie es auch, weil sie lieber das hätten, was andere haben, also Locken oder eine andere Farbe usw. Als ich in meinen Zwanzigern war, sind mir durch eine Krankheit in Thailand fast alle Haare ausgefallen, es hat Jahre gedauert, bis ich sie wieder offen tragen konnte. Seitdem weiß ich jedes meiner Haare zu schätzen und bürste sie ordentlich. So wie Sie heute. Los geht's.

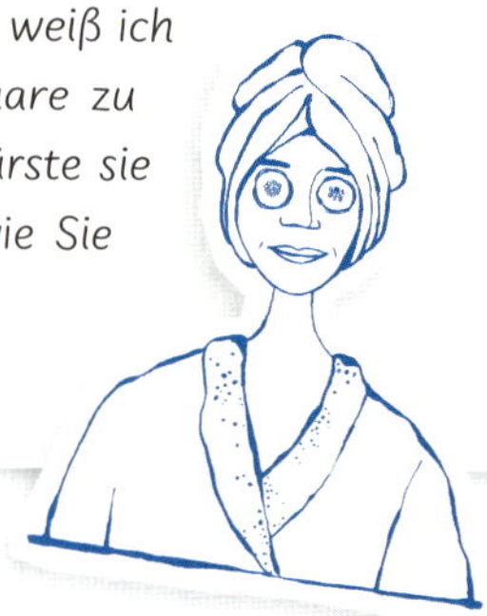

So wirkt's:

- glättet die Haarstruktur
- mehr Haarglanz
- regt die Durchblutung der Kopfhaut an, was das Wachstum fördert

So geht's:

MATERIAL

- eine hochwertige Bürste (keine Plastik- oder Drahtborsten), am besten mit Bambus- oder Wildschweinborsten
- oder einen Naturkamm aus Horn

ANLEITUNG

- Bürsten Sie langsam und sorgsam. Wenn Sie am Haar herumreißen, wird es aufrauen oder ausreißen.
- Morgens setzen Sie sich dazu hin und beugen sich vor, bis der Kopf auf Taillenhöhe ist. Dann setzen Sie die Bürste am Nackenansatz an und ziehen sie fest über die Kopfhaut durchs Haar bis zur Kopfmitte, je zehnmal in drei Bahnen, dann je zehnmal ab Ohr zur Kopfmitte auf der rechten und der linken Kopfseite. Jeder Bürstenstrich muss durch die gesamte Haarlänge gezogen werden, damit sich das Sebum (Talg und Schweiß) gleichmäßig in die Längen und Spitzen verteilt. Dann richten Sie sich auf und bürsten in drei Bahnen je zehnmal von der Stirn bis zur Kopfmitte. Die letzten 20 Bürstenstriche laufen von der Kopfmitte nach unten. Mit der freien Hand streichen Sie nach jedem Bürstenstrich durch das Haar, so reduziert sich die elektrostatische Aufladung. Zum Schluss können Sie Ihre Frisur mit den Händen aufschütteln. Sie werden feststellen, dass nicht nur Ihre Haare schön füllig wirken, sondern Sie jetzt richtig wach sind.

Das bringt's:

Tatsächlich stammt der Tipp mit den 100 Bürstenstrichen am Tag aus einer Zeit, in der man sich noch nicht alle paar Tage die Haare waschen konnte. Im 19. Jahrhundert stand selbst für Mitglieder des Adels nur etwa alle zwei Wochen eine Haarwäsche an. Ansonsten trug man an Bad-Hair-Days Perücke oder puderte das Haar mit Veilchenpulver. Dieses absorbierte den Talg auf der Kopfhaut, und das Haar wirkte nicht so fettig. Damit das weiße Pulver nicht sichtbar war auf dem Haar, bürstete man es besonders gründlich. Daraus wurden dann irgendwann die 100 Bürstenstriche.

Normalerweise verlieren wir jeden Tag 70 bis 100 Haare. Bei den durchschnittlich 100 000 Haaren, die jeder von uns auf dem Kopf hat, fällt das nicht groß auf. Erst wenn über längere Zeit über 100 Haare pro Tag ausfallen, sprechen Ärzte von Haarausfall.

Dass gebürstetes Haar gesünder wirkt, liegt daran, dass die Kämmbewegung die Haaroberfläche glättet. Sobald die Haarschuppen anliegen, wird das Tageslicht von ihnen stärker widergespiegelt: Das Haar glänzt. Außerdem werden die Durchblutung und das Lymphsystem der Kopfhaut durch das Bürsten angeregt. Das ist wichtig für den Erhalt der Haarpracht und das Haarwachstum sowie die Talgproduktion auf der Kopfhaut.

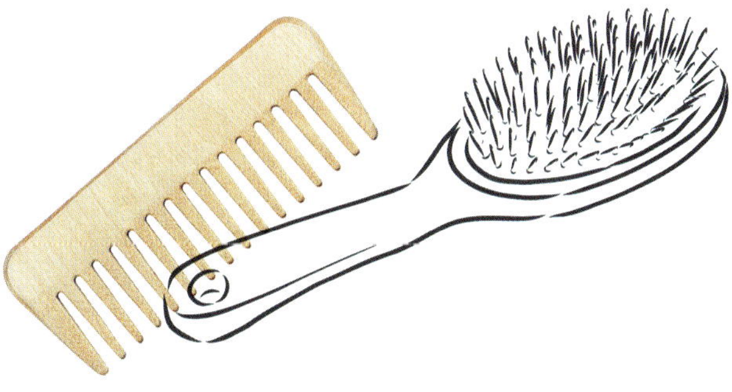

ANKERTAG

Die vierte Woche ist vorbei, und Sie haben aus den sieben Lebensstilbereichen jeweils einen Tipp ausprobiert. Welchen fanden Sie super, welchen okay oder blöd? Kreuzen Sie den entsprechenden Smiley an:

TIPP 1

Gesundheit: Klassikradio

Ein Blutdruckersenker namens Mozart (Seite 80)

TIPP 2

Mind-Body-Medizin: Zen-Gehen

Achtsam bewegen für meditative Minuten (Seite 82)

TIPP 3

Ernährung: Im-Nullkommanix-Brot

Das (wahrscheinlich) schnellste Vollkornbrot der Welt (Seite 84)

TIPP 4

Selbstreflexion: Alles muss raus!

Loslassen und aufatmen durch Aufräumen und Weggeben (Seite 86)

TIPP 5

Bewegung: Rücken-Qigong

Sanfte Bewegungen lassen die Wirbelsäue aufatmen (Seite 88)

TIPP 6

Ich & Du: Wo bist du? Ich bin hier!

Alte Freunde aufspüren bringt Wärme ins Leben (Seite 90)

TIPP 7

Schönheit: Traumhaarbürstenstriche

Schönes Haar dank Streicheleinheiten (Seite 92)

Schauen Sie auch noch mal auf die letzten drei Wochen: Woche 1 (Seite 13 ff.), Woche 2 (Seite 35 ff.), Woche 3 (Seite 57 ff.). Und notieren Sie sich hier, welche Tipps Ihnen besonders lagen. Was werden Sie weitermachen?
Welchen Tipp fanden Sie mittelgut, und wollen ihm noch mal eine Chance geben?

RÜCKBLICK

Hier können Sie notieren, welche der Tipps Ihnen gut gefallen haben und welche weniger. Notieren Sie Ihre Erfahrungen in dieser Woche.

Diese/r Tipp/s hat/haben mir am besten gefallen/richtig gutgetan, weil …

Ich baue diese/n Tipp/s auch in der nächsten Woche wieder ein. (Notieren Sie hier den Tag und vielleicht auch die Uhrzeit.)

Diese/n Tipp/s versuche ich vielleicht irgendwann noch mal:

. . . .

. . . .

. . . .

. . . .

. . . .

. . . .

. . . .

. . . .

. . . .

. . . .

. . . .

Blöd war/en diese/r Tipp/s, weil …

. . . .

. . . .

. . . .

. . . .

. . . .

. . . .

. . . .

. . . .

. . . .

. . . .

. . . .

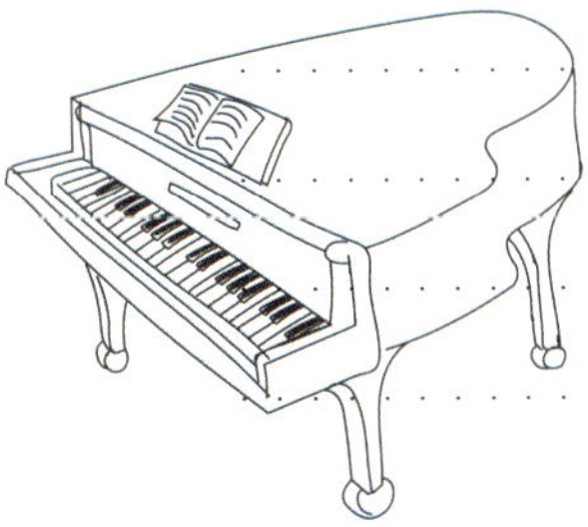

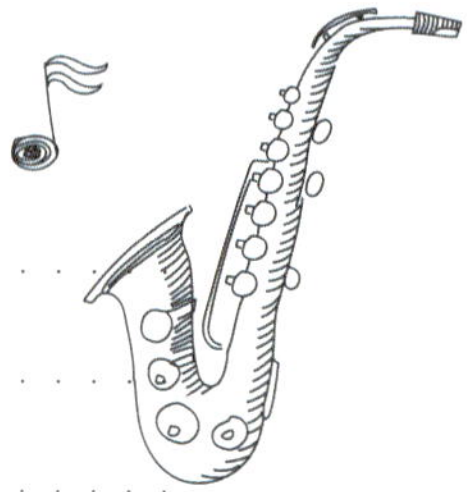

Das habe ich jetzt schon regelmäßig eingebaut:

Meine Ideen dazu:

EXTRATIPP: BÜRSTENENTSPANNUNG AM ABEND

Wenn Sie morgens gründlich und sorgsam bürsten, befreien Sie die Kopfhaut von Staub und Hautschuppen, die sich in der Nacht angesammelt haben. Abends kann die Bürstenration dagegen richtig entspannend wirken, denn durch das Bürsten löst sich auch verklebtes Fasziengewebe in der Kopfhaut. Wer unter Haarausfall leidet, kann zusätzlich Brennnesseltee einmassieren. Dazu 1 TL getrocknete Blätter (Apotheke) mit 1 Tasse heißem Wasser überbrühen, abseihen und abkühlen. Dann einmassieren und über Nacht wirken lassen.

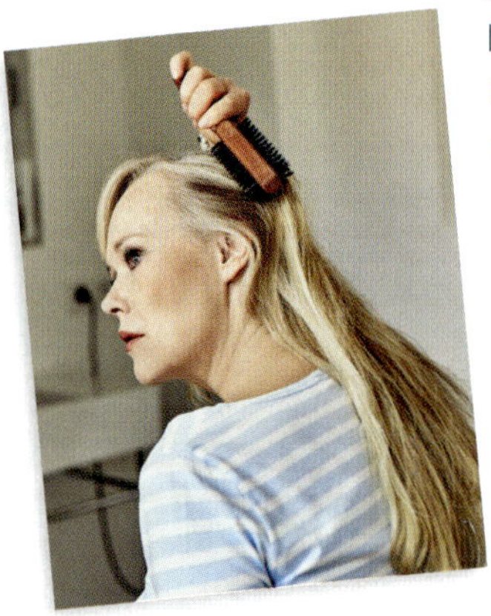

VORBEREITUNG FÜR WOCHE 5

Diese Zutaten und Utensilien benötigen Sie für die Tipps in der fünften Woche:

- Haferflocken
- Weizenkeime
- Rosinen oder Cranberrys
- Leinsamen
- Nüsse nach Wahl
- Samen und Saaten nach Wahl
- 1 Bioapfel
- 150 ml Milch oder Joghurt oder auch Haferdrink, Mandeldrink oder ein anderer Pflanzendrink
- Nach Belieben: TK-Beeren oder Kakaonibs
- 1 Biozitrone
- Mandelkleie oder gemahlene Haferflocken
- Wasser oder Buttermilch
- Honig

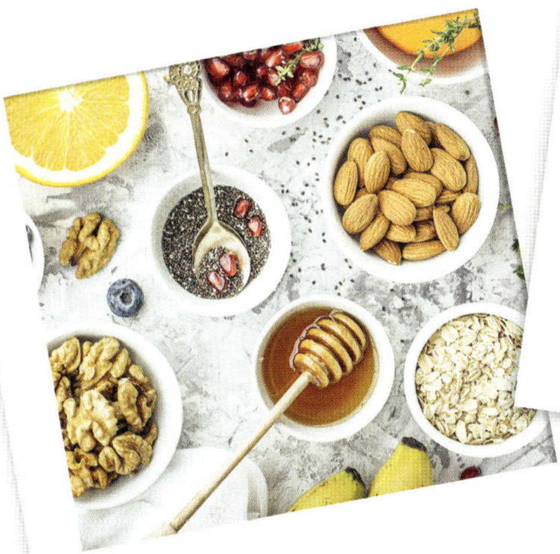

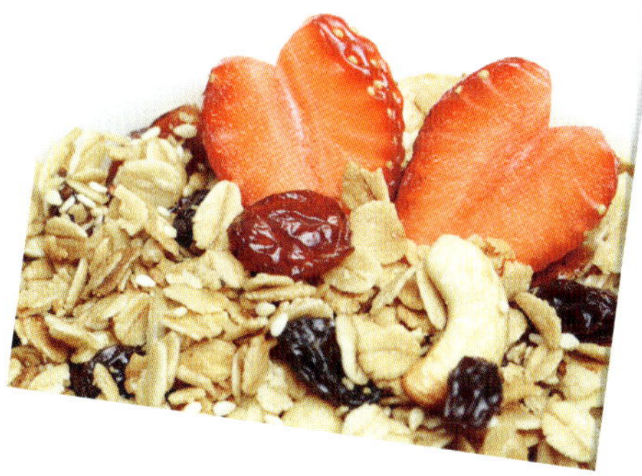

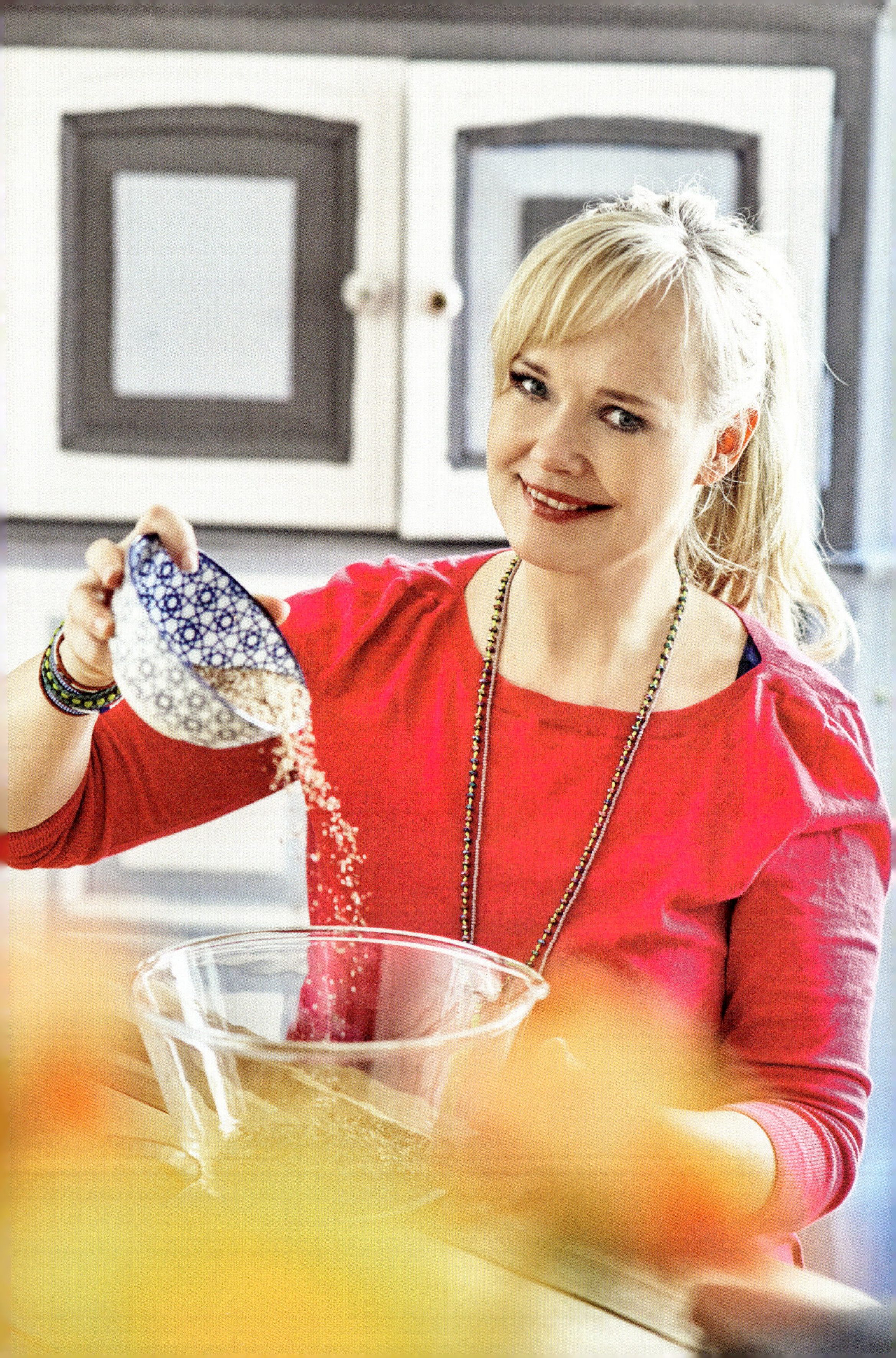

WOCHE

5

Woche 5 beginnt, und wir schalten erst mal unser Smartphone ab, dann geht es weiter mit einer Atemübung mit Anti-Stress-Garantie, dem Suchen und Finden Ihres inneren Wertekompasses, einem wohltuenden Mini-Faszientraining, einem Lösungsmodell für jeden Konflikt auf der Welt und einer Anwendung für einen zitronenfrischen Teint.

TIPP 1

EINFACH MAL ABSCHALTEN

Handystrahlung und -ablenkung minimieren

FÜR EILIGE: Wissenschaftler beschäftigen sich derzeit viel mit der Wirkung unserer Handys auf die Gesundheit. Eine große Sorge gilt derzeit 5G, der nächsten Mobilfunkgeneration mit dazugehörigem Netz. Doch ob das 5G-Netz gesundheitlich riskant ist, ist noch nicht klar. Trotzdem sollte jeder das Risiko für sich minimieren. Daher schließen wir uns heute der Empfehlung des Bundesamts für Strahlenschutz an: Weniger ist mehr. Überprüfen Sie heute kurz Ihre persönlichen Nutzungsgewohnheiten und schalten auch mal tagsüber das Handy aus! Die 7 Minuten nutzen Sie dann für konzentrierte kurze Rückantworten am Nachmittag oder wenn's passt.

Mein erstes Handy hieß Hundeknochen und sah auch so aus: riesig. An ein Tragen in der Hosentasche war nicht zu denken, aber trotzdem war es immer dabei. Und machte etwas mit mir, es unterbrach mich zunehmend in meinem Alltag. Wenn es klingelte, stürzte ich ans Gerät, es hatte sozusagen Vorfahrt, und das war nicht nur unhöflich, sondern stresste mich total. Beim Einkaufen, beim Autofahren, im Gespräch. Zudem schien der Anrufende immer zu erwarten, dass ich auch Zeit hatte und gerade im Thema war. Komisch. Meine Erlösung war die Entdeckung meines Anrufbeantworters und mir dessen Nutzung auch zu erlauben. Dann rief ich zurück, wenn es passte. Mittlerweile schreiben wir ja alle mehr ständig kleine Nachrichten, aber auch das ist eine Herausforderung. Überall pingt es leise, Köpfe schwenken abgelenkt zu ihren Handys, die irgendwo im Blickfeld liegen. Wir denken, wir müssten immer erreichbar sein, und vergessen, was das mit uns macht. Abgesehen von dem Thema Strahlung. Deshalb heute ein paar praktische profunde Tipps, die uns ein bisschen besser schützen, voilà:

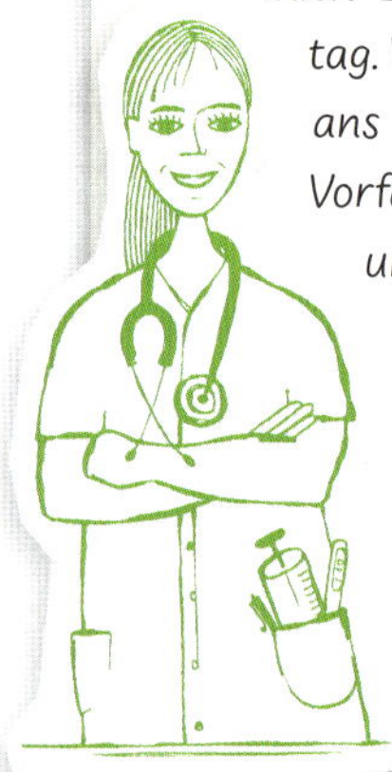

So wirkt's:

- verringert die Handystrahlung
- spart Strom und schont den Akku
- macht das Leben ein Stück minimalistischer, konzentrierter
- entspannt durch Unerreichbarkeit

++++++++++++ **Nur 7 Minuten?** ++++++ Ja, einfach heute öfter abschalten und die 7 Minuten …

So geht's:

- Das Handy so oft wie möglich ausschalten. Heute beginnen Sie damit. Das könnten Sie zum Beispiel beim Aufladen machen: Der Akku von Smartphones kann im Off-Modus auch gleichmäßiger geladen werden und verlängert so die Lebenszeit des guten Stücks.
- Außerdem darauf achten, das Mobiltelefon vor dem Zubettgehen mindestens in den Flugmodus zu schalten. Am besten ganz ausmachen.
- Tagsüber das Handy möglichst weit weg vom Körper tragen und nur mit Headset oder Freisprecheinrichtung telefonieren.

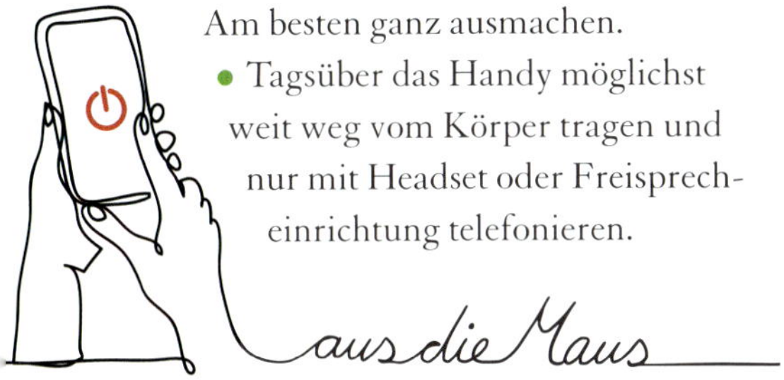

Das bringt's:

Das steckt dahinter: Vor knapp zehn Jahren hat die zur Weltgesundheitsorganisation (WHO) gehörende Internationale Agentur für Krebsforschung (IARC) Mobilfunkstrahlung als möglicherweise krebserregend eingestuft. Nicht einbezogen wurde dabei, wie viel Strahlung tatsächlich im Normalfall auftritt.

Handystrahlung ist elektromagnetisch und gehört wie die Strahlung einer Mikrowelle zur künstlich erstellten hochfrequenten Sorte. Nur ist sie im Gegensatz zu Röntgen- oder radioaktiven Strahlen nicht ionisierend. Das bedeutet, sie kann das Erbgut, das in jeder einzelnen unserer Körperzellen steckt, nicht schädigen. Trotzdem kann sie sich aber auf unsere Gesundheit auswirken. Man diskutiert zum Beispiel, ob die Strahlung natürlich ablaufende Reparaturprozesse des Erbguts in den Zellen stören kann. Wie die Strahlung in einer Mikrowelle versetzt die von Mobilfunk Wassermoleküle in Schwingungen. Dadurch entsteht Wärme, und die Temperatur im Körpergewebe steigt – vor allem dort, wo das Handy mit uns in Berührung kommt. Das passiert natürlich nur, wenn das Mobiltelefon sendet oder empfängt. Dabei bestimmt die Frequenz, wie tief die Strahlung dringen kann und welche Gewebe beeinflusst werden können. Je niedriger eine Frequenz, desto tiefer dringen die Strahlen ein. Wenige Zentimeter sind das bei unter einem Gigahertz, nur wenige Millimeter oder gar keine ab mehr als 10 oder 60 Gigahertz. Für 5G-Handystrahlung, die auch höhere Frequenzen nutzt, bedeutet das: Sie dringt etwas weniger tief in das Körpergewebe ein als Strahlung im alten 2G- oder 3G-Netz.

Ob nun Handystrahlung, vor allem im 5G-Bereich, zu Zellstörungen, Tumoren oder Fehlentwicklungen führt, lässt sich nur über weitere, sehr gründliche Langzeituntersuchungen feststellen. Bis erste zuverlässige Ergebnisse vorliegen, können Sie aber Ihr Risiko minimieren. Eins steht fest: Die Hosentasche sollte aus gesundheitlicher Sicht als Handy-Aufbewahrungsort grundsätzlich tabu sein. Über Headset und Freisprecheinrichtung lässt sich die Strahlung auch schnell verringern, da die Strahlung schon nach kurzer Distanz abnimmt. Jedes Ausschalten spart übrigens Strom und schont den Akku.

Sie selbst schotten sich so wirkungsvoll ab. Nicht zu vergessen der plötzliche Zugewinn an Freiheit und ein kurzer Abschied von der Sucht, ständig aufs Smartphone zu schauen.

ÄRGER EINFACH WEGATMEN

Keine Chance für schlechte Laune

FÜR EILIGE: Heute lernen Sie, Ärger und stressigen Momenten anders zu begegnen. Unser Atem ist ein sensibler Gradmesser für unseren Gefühlshaushalt. Das Gute daran ist, wir können ihn bewusst steuern und damit Stress und negative Gefühle wie Wut oder Angst besser bewältigen. Für Ihre heutigen 7 Minuten steht eine kleine, effektive Atemübung auf dem Programm, die Sie jederzeit einsetzen können, wenn es Ihnen mal zu viel wird.

TIPP 2

Falls Sie sich gerade fragen, warum ich Ihnen heute einen Tipp geben möchte zu etwas, was ja eigentlich endlich mal von alleine läuft im Körper, dann haben Sie vielleicht recht. Wenn es denn läuft. Was ich an Atmung faszinierend finde, ist, dass Sie Ihren Körper damit total überlisten können. Sagen wir mal, es stünde ein Nachbar vor Ihnen, der Sie anschreit, oder Sie haben eben den letzten Bus zur Arbeit verpasst, aber einen wichtigen Termin, dann ist das eine unschöne Situation, auf die Ihr Körper mit Schweißausbruch, Herzrasen, Gesichtsröte und so weiter reagieren kann. Vor allem aber wird Ihre Atmung automatisch schneller und flacher. Ihr armer Körper ist im Stressmodus. All diese Reaktionen nutzen nur nichts, es ist ein klarer Kopf gefragt. Und jetzt kommen Sie: Sie beginnen sich zu zwingen, ruhig zu atmen und mitzuzählen. Und Ihr erhitzter Kopf stellt fest: Wenn der Rest meines Körpers da so ruhig atmet, dann kann die Lage ja nicht so schlimm sein! Also alles runterfahren, beruhigen. Und während Ihr Nachbar noch weiterschreit, fängt Ihr Kopf schon wieder an zu arbeiten und wird eine beschwichtigende Lösung für ihn finden oder Sie halten schon das nächste Taxi an.

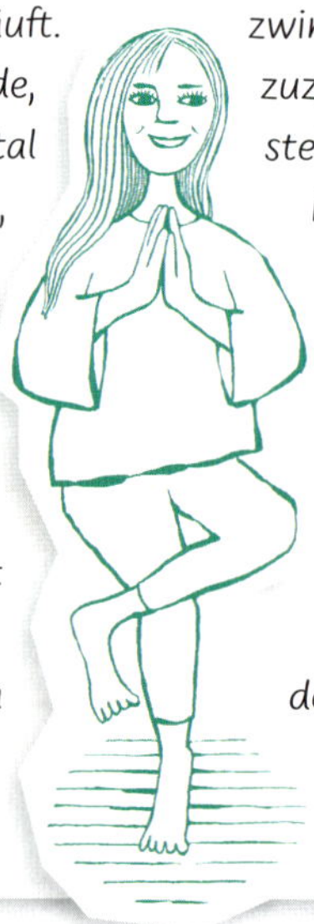

So wirkt's:

- ärger- und angstlösend, beruhigend
- verdauungsanregend
- stabilisierend für Blutdruck, Herz und Kreislauf
- gedächtnisfördernd

Nur 7 Minuten? Yes, heute 7 Minuten Anti-Stress-Atmung üben, …

So geht's:

Hier sind drei kleine Übungen, die Sie entweder nacheinander oder einzeln ausführen können:

- **Tiefe Bauchatmung:** Diese Übung ist wunderbar, wenn Sie das Gefühl haben, Sie brauchen ein Extraportion Sauerstoff und atmen zu flach. Legen Sie im Stand oder im Liegen Ihre Hände auf den Bauch, atmen ein und spüren in den Handflächen, wie sich Ihr Zwerchfell und Ihre Bauchdecke heben. Beim Ausatmen stellen Sie sich vor, dass Ihre Hände ganz schwer sind. Nehmen Sie jetzt wahr, wie sich der Bauch durch die Bewegung des Zwerchfells zurückzieht.

- **Stress wegatmen:** Um sich schnell zu beruhigen, ist es günstig, wenn man die Ausatmung etwas verlängert. Wenn Sie einatmen, zählen Sie innerlich bis vier, wenn Sie ausatmen, bis sechs. Dann machen Sie eine Atempause und holen erst wieder Atem, wenn Sie den Drang dazu spüren. Das können Sie übrigens auch im Gehen machen. Sie schalten dabei innerlich ab, weil Sie mit Zählen beschäftigt sind und nicht mit Sorgen, Grübeln oder Ärgern.

- **Bewegungsatemübung:** Stellen Sie sich so hin, dass Sie einen guten Stand haben. Atmen Sie ein und bewegen dabei beide Arme über die Seiten bis auf Schulterhöhe. Atmen Sie aus und bewegen Sie die Arme langsam mit einem hörbaren Strömungslaut (zum Beispiel »f«, »sch« oder »ß«) wieder nach unten. Diese Phase soll mit jedem Mal etwas länger dauern.

einfach atmen

Das bringt's:

Wir atmen flach, wenn wir Angst haben. Wer sich erschreckt, dem stockt der Atem. Wenn wir sauer oder gestresst sind, atmen wir gehetzt und bekommen so kaum Luft, was uns noch mehr stresst. Das, was wir ganz automatisch machen, jede Minute in unserem Leben, ist weit mehr als ein körpereigener Mechanismus zur Sauerstoffversorgung und zur Ausscheidung von Kohlendioxid. Wie wir atmen, sagt auch viel über unsere Gefühlslage aus und wie es uns geht.

Der Atem gehört zum willkürlichen Teil des vegetativen Nervensystems, das heißt, wir können ihn im Gegensatz zum Blutdruck oder zum Herzschlag willentlich beeinflussen. Das heißt, wir können uns durch Atmen aktiv beruhigen, auch die Teile unseres Körpers wie das Herz, das uns sonst nicht so zuhört in stressigen Situationen.

Wissenschaftlich gezeigt wurde, dass die Einatmung unsere Gehirnleistung anregt, aber auf das Wie kommt es dabei an. In einer US-amerikanischen Studie konnten sich die Teilnehmer beim Einatmen durch die Nase Gegenstände wesentlich besser merken und sogar Emotionen in den Gesichtern anderer Menschen schneller deuten. Die Mundatmung hingegen brachte keine gesteigerte Gedächtnisleistung.

Was es alles gibt. Ich würde sagen, Hauptsache, ruhig und vor allem weiteratmen!

TIPP 3

JUNGBRUNNEN-MÜSLI

Perfekter Start in den Tag

FÜR EILIGE: Jünger, gesünder, schlanker. Wer wünscht sich das nicht? Möglich ist das laut neuester Forschung dank der Jungbrunnen-Substanz mit dem seltsamen Namen Spermidin. Sie wird von Molekularbiologen derzeit beforscht und angepriesen. Das Wundermittel soll im Körper ähnlich wirken wie Fasten. Besonders schön also, dass man es trotzdem essen kann. Bestimmte Lebensmittel sind besonders reich daran, allen voran Weizenkeime. Heute im Verjüngungsmüsli, das auch noch andere Vorzüge hat.

Als ich für mein Buch »Heilen mit Lebensmitteln« recherchierte, war ich oft bass erstaunt, wie viel Lebensmittel eigentlich können. Es ist so, als ob wir unseren Motor damit entweder mit einer Art Top-Benzin füllen oder nur einem billigen Gemisch, bevor wir ins Rennen gehen. Leider ist unser Körper zudem so komplex, er braucht viele Nährstoffe, Mineralien, Spurenelemente, aber auch schützende Stoffe aus Pflanzen, um gesund zu bleiben. Manche Lebensmittel können darüber hinaus noch mehr, sie sind wirksam wie Medikamente, die jede Entzündung im Keim ersticken oder unsere Immunabwehr stärken. Die neuesten Hoffnungen liegen nun auf Spermidin (Grüße an die Marketingabteilung der Forschenden: Ein Namenswechsel wäre sicherlich hilfreich 😉). Ich persönlich glaube nicht an ein einziges Wundermittel, sondern dass es die Mischung macht, wie zum Beispiel in diesem Powermüsli.

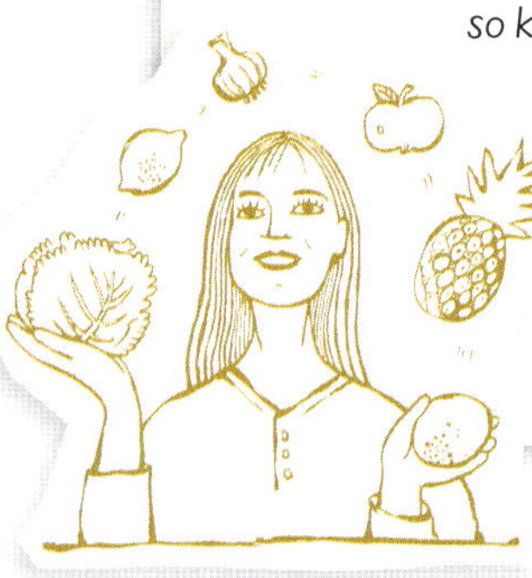

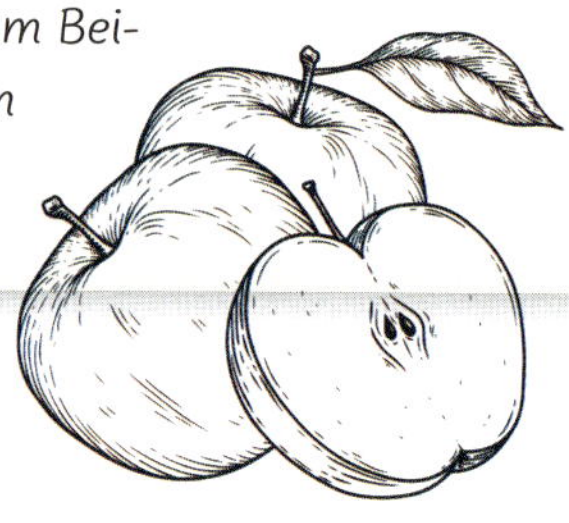

So wirkt's:

- vielleicht lebensverlängernd durch Zellschutz
- vielleicht gedächtnisfördernd
- gefäß- und herzschützend (Nüsse)
- cholesterin- und blutzuckersenkend (Hafer)

+++++++++ **Nur 7 Minuten?** +++++++++++ Ja, für die Zubereitung des Müslis! ++++++++

So geht's:

ZUTATEN

- 2 EL Haferflocken
- 1 EL Weizenkeime
- 1 TL Rosinen oder Cranberrys
- 1 EL Leinsamen
- 1 EL Nüsse nach Wahl
- 1 EL Samen und Saaten nach Wahl
- 1 Bioapfel
- 150 ml Milch oder Joghurt, aber auch Haferdrink, Mandeldrink oder ein anderer Pflanzendrink

ZUBEREITUNG

Alle Zutaten in einer Schüssel verrühren. Nach Belieben noch ein paar Tiefkühl-Beeren dazu oder Kakaonibs (gebrochene Kakaobohnen), falls vorhanden.

Das bringt's:

Die wissenschaftliche Betrachtung von Spermidin ist eng mit der sogenannten Autophagie verknüpft. So nennt man die Müllabfuhr in den Körperzellen. Man muss sich das in etwa so vorstellen: Zellen machen im Gegensatz zu uns ständig Frühjahrsputz. Dabei entsorgen sie defekte oder falsch zusammengebaute Zellbestandteile. Diese Abfallprodukte werden – weil unser Körper ein sparsames Modell ist – nicht weggeworfen, sondern immer recycelt. Und dieses Müllentsorgungsprogramm dient dazu, den gesamten Körper gesund und frisch zu erhalten. Für die Entdeckung des genauen Mechanismus hat der Japaner Yoshinori Ohsumi im Jahr 2016 den Medizin-Nobelpreis erhalten.

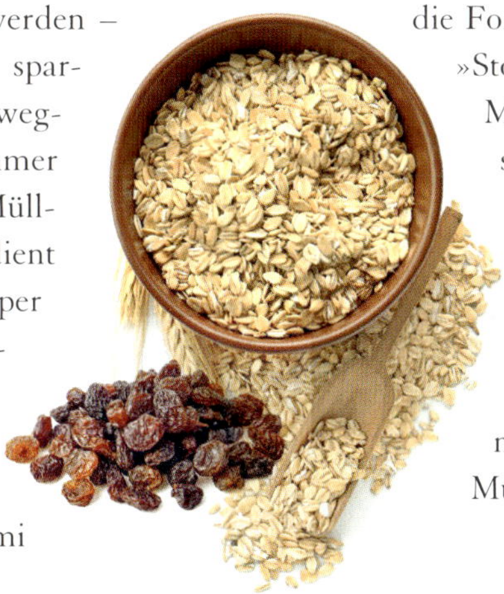

Auch die Substanz Spermidin, ein Eiweißstoff, der auch im männlichen Sperma vorkommt, verstärkt die Autophagie, verlangsamt so Alterungsprozesse in den Zellen und erhält sie gesund. Tatsächlich ist Spermidin, das in verschiedenen natürlichen Lebensmitteln vom Weizengras über Äpfel, Pilze oder Mangos sowie in gereiftem Käse oder in fermentierten oder gegärten Speisen (zum Beispiel Sauerkraut oder Rotwein) vorkommt, in der Lage, im Körper und auf Zellebene dieselben Mechanismen in Gang zu bringen wie der Verzicht auf Nahrung. Das konnten Grazer Molekularbiologen anhand der Untersuchung von Fruchtfliegen und Würmern feststellen. Eine andere Studie an Mäusen und Ratten zeigte positive Wirkungen auf den Blutdruck und die Herzgesundheit. Eine kleine Humanstudie an der Charité Berlin zeigte die positive Wirkung von Spermidin auf die Gehirngesundheit der Teilnehmer. Eine über 20 Jahre laufende europäische Studie mit 829 Probanden konnte sogar zeigen, dass diejenigen Teilnehmer, die weniger spermidinhaltige Lebensmittel aßen, durchschnittlich früher starben. Haben die Forscher damit tatsächlich den »Stoff der Jugend« gefunden? Mehr als 100 universitäre Institute beschäftigen sich zurzeit mit dem Eiweiß, das es mittlerweile auch in Kapselform gibt. Einfacher und günstiger bekommen Sie Ihre Ration durch ein schönes Stück Parmesan oder ein Müsli wie das heutige!

+++++++++++ **Nur 7 Minuten?** +++++++++++ Ja, für die Zubereitung des Müslis! ++++++

TIPP 4

DER INNERE KOMPASS

Seine inneren Werte finden

FÜR EILIGE: Gerade wenn wir viel Stress haben oder nicht nach unserem eigenen Plan leben, sondern vielleicht Ziele verfolgen, die uns andere vorgegeben haben, kann es passieren, dass wir gegen unsere inneren Werte leben, ohne es zu merken. Dies kann zu einem leisen, aber ständig präsenten Gefühl von Unzufriedenheit führen. Das Dumme ist nur, dass wir nicht wissen, warum wir gerade unzufrieden oder sogar unglücklich sind. Nehmen Sie sich deshalb heute 7 Minuten Zeit und versuchen Sie, sich Ihre persönlichen Werte bewusst zu machen.

Haben Sie schon einmal überlegt, welche Werte Ihnen in Ihrem Leben wichtig sind? Das ist gar nicht so einfach zu beantworten. Meine Kinder würden sofort sagen: Geld, Nudeln mit Tomatensoße oder ein Pferd. Mein Mann hätte lieber seine Ruhe, und ich würde als braves Kind vermutlich sagen: Ehrlichkeit (diese deutsche Tugend kam leider in Australien nicht besonders gut an) oder Sinnhaftigkeit. Aber was macht schon wirklich Sinn? Was fällt Ihnen spontan ein? Vielleicht Tugenden, die in Ihrer Familie, Ihrer Kultur oder Gesellschaft besonders hoch angesehen sind. All das ist natürlich wichtig, aber es hat meistens wenig mit den Werten zu tun, die uns als Persönlichkeit ausmachen. Dabei geben uns diese inneren Werte Halt und Orientierung, sie sind das Fundament unseres Lebens. Wer seine Werte kennt und sie lebt, verfügt über seinen inneren Kompass und hat bessere Chancen, glücklich damit durch die wilden Strömungen des Lebens zu steuern.

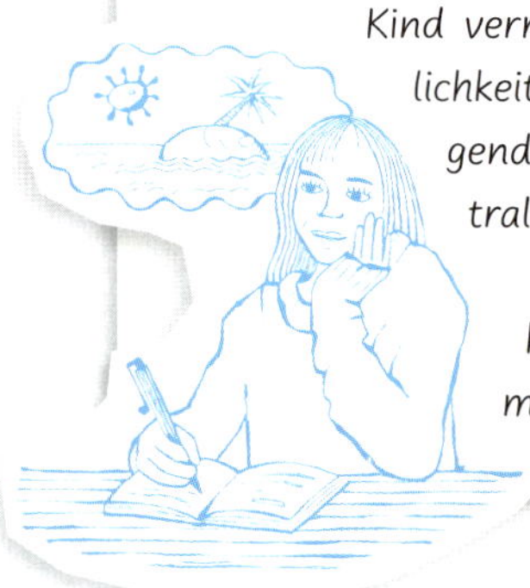

So wirkt's:

- macht einen frei von Fremdbestimmung
- schenkt Orientierung
- hilft, »bei sich« zu bleiben

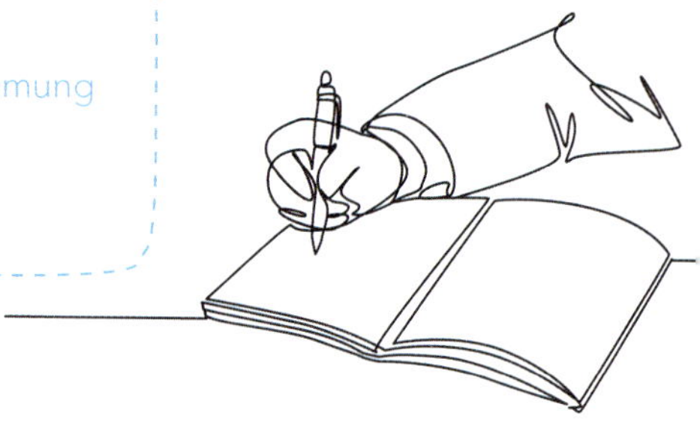

++++++++++ **Nur 7 Minuten?** +++++++++++ Sie brauchen: 7 Minuten zum Nachdenken … ++

So geht's:

MATERIAL

ein Blatt Papier und einen Stift

ANLEITUNG

- Setzen Sie sich hin, nehmen das Blatt Papier und den Stift zur Hand und beantworten sich ganz spontan die folgenden Fragen. Notieren Sie in Stichworten Ihre Antworten:
- Wofür können Sie sich voller Leidenschaft engagieren, wofür brennen Sie? (zum Beispiel: ein Sport, Ihre Arbeit, Fußball oder Netflix-Serien angucken)
- Worauf freuen Sie sich am meisten am Tag, in der Woche, im Jahr? (zum Beispiel: auf das Abendessen mit meinem Partner)
- Wann reagieren Sie emotional mit großen Gefühlen? Was bringt Sie zum Lachen, zum Toben und zum Weinen? (zum Beispiel: meine Kinder oder unser Hund)
- Über was können Sie sich so richtig ärgern? (zum Beispiel: Rücksichtslosigkeit im Straßenverkehr, wenn der Nachbar die Hecke schief schneidet, Ihr Chef nicht einhält, was er von anderen fordert …)

1. Überlegen Sie, welche Werte sich dahinter verstecken, das sind nämlich Ihre persönlichen Tugenden, die Ihnen wichtig sind. Ordnen Sie Ihre Notizen also bestimmten Überbegriffen zu:

- Also beim Fußball = Gemeinschaft und Spiel
- Beim Netflix-Gucken = Geborgenheit zu Hause, Unterhaltung (Zuhören/Zusehen)
- Beim gemeinsamen Abendessen: Partnerschaft, Genuss
- Bei emotionalen Themen: Kinder = Liebe, Herzlichkeit, Ehrlichkeit, Spontaneität
- Hund = Gemeinsinn, Natur, Treue
- bei Rücksichtslosigkeit: Gelassenheit, Rücksichtnahme auf andere

2. Wählen Sie aus all diesen Oberbegriffen die drei wichtigsten für Sie aus. Sie sind Ihre persönliche Wertebrille. Also zum Beispiel Gemeinsinn, Genuss, Herzlichkeit. Betrachten Sie Ihr Leben jetzt einmal durch diese Brille: Passen Ihre Partnerschaft, Ihre Freunde, Ihre Arbeit und Ihre Freizeitaktivitäten zu Ihren Werten? Wo leben Sie im Einklang mit Ihren Werten und wo nicht? Wo sind Sie im Sinne anderer und nicht Ihrer selbst unterwegs? Schauen Sie sich Antworten genau an. Was erkennen Sie hier? Dies kann Ihnen dabei helfen, Dinge zu verändern, Entscheidungen zu treffen, mit denen Sie zufrieden und ausgefüllt sein können.

Das bringt's:

Der innere Kompass zeigt uns, wo es im Leben langgeht. Er hilft uns dabei, uns in der Vielfältigkeit aller Anforderungen und Angebote orientieren zu können. Der innere Kompass ist also in allen Entscheidungen, die wir treffen, ein wichtiger Bestandteil. Allerdings ist er nicht starr, denn Werte und Ziele ändern sich ständig. Wichtig ist vielmehr, dass man die Richtung dieses inneren Kompasses regelmäßig überprüft, ob er noch zu einem passt, und ihn – wenn nötig – neu ausrichtet.

TIPP 5

SCHWINGEN UND DEHNEN

Mini-Faszientraining

FÜR EILIGE: Erfahren Sie heute, welche wichtige Rolle Ihre Faszien für Ihre Beweglichkeit, Ihre Kraft und Gesundheit spielen. Machen Sie die 7-Minuten-Übung und staunen Sie, wie schnell sich ein wunderbar entspannendes Gefühl einstellt und Sie wieder mehr Freude an Ihrer Beweglichkeit gewinnen. Denn es ist wichtig, dass wir uns bewegen, aber immer auch, wie. Federn und dehnen Sie heute deshalb 7 Minuten lang und fühlen Sie sich dabei geschmeidig wie eine Katze. Denn das lieben Ihre Faszien.

Wenn ich es an glücklichen Tagen mal zu einer Thai-Massage schaffe, am besten natürlich wirklich in Thailand am Strand (obwohl da ja gerne mal ein Sandpeeling kostenlos dazukommt und man denkt, dass man danach 'ne neue Pelle braucht), dann höre ich oft das Gleiche: Uiuiui, dein Nacken ist ja so verspannt. Klar, sage ich dann, ich muss ja auch drei kleine Mädels rumschleppen. Mittlerweile musste ich mir 'ne neue Ausrede ausdenken und sage dann, jaja, das viele Bücherschreiben. Ein großer Teil der Wahrheit ist, dass ich stets bemüht bin – wie viele andere auch –, mich zu bewegen, meine Muskeln zu trainieren, aber öfter das Dehnen und Lockern vernachlässige. Heute kommt deshalb etwas ganz Einfaches, aber Wirkungsvolles. Sie können sich mal richtig hängen lassen und schütteln, dehnen und strecken. Und am besten geht das meiner Erfahrung nach unter der heißen Dusche. Duschkäppchen auf, und los geht's, den Faszien zuliebe.

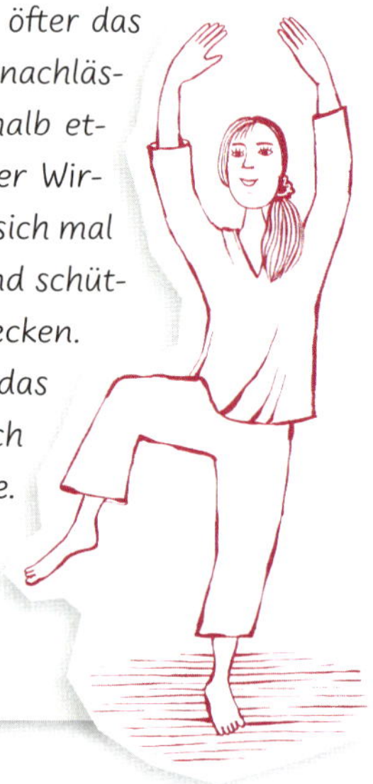

So wirkt's:

- lockert Muskeln und Faszien
- vertieft die Lungenatmung
- sorgt für eine bessere Haltung
- fördert ein entspannteres Körpergefühl
- löst Schmerzen und Bewegungseinschränkungen

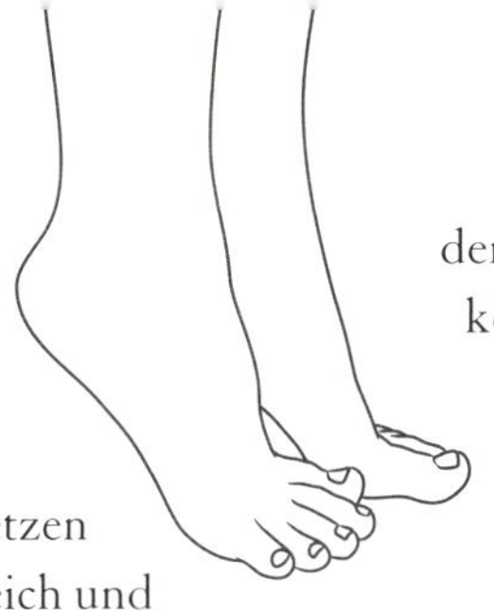

So geht's:

- Beobachten Sie einmal Ihr Gangbild und versuchen Sie eine Minute lang, wie eine Katze zu gehen. Setzen Sie dazu Ihre Füße ganz weich und leicht auf.
- Danach wippen Sie mit beiden Füßen im Stand immer von der Ferse zum Vorfuß und dann zu den Zehen und das Ganze wieder zurück, gerne für eine Minute.
- Dann nehmen Sie die Arme über die Seiten nach oben und dehnen ausgiebig Richtung Himmel, fertig. (Diese Übung können Sie auch gerne mal zwischendurch machen, wenn Sie vom Sitzen aufstehen.)
- Jetzt variieren Sie: Drehen Sie den Oberkörper mit erhobenen Armen langsam nach rechts und links und atmen dabei, so tief es geht, in den Brustkorb. Wiederholen, ausatmen beim Drehen, einatmen auf den Seiten oder in der Mitte.
- Nun den Oberkörper im Stehen langsam abrollen, Arme hängen lassen. Wirbel für Wirbel wieder aufrollen, alle Gliedmaßen gut schütteln.

Das bringt's:

Sie durchziehen den gesamten Körper. Über Jahrzehnte hat man Faszien, unser Bindegewebegeflecht, als schlichte Verpackung für Nerven, Muskeln und Organe abgetan. Dabei tun sie weit mehr für uns.
Faszien (aus dem Lateinischen: Bündel oder Band) sind bandförmig und oft nur einen Millimeter dick, sie bestehen unter anderem aus Kollagenfasern, Wasser und Klebstoffen. Die Fasern haben verschiedene Aufgaben, Formen und Fähigkeiten und bilden ein dichtes Netz, das unsere Organe, Gefäße, Sehnen, Gelenkkapseln, Nerven und Knochen am richtigen Platz hält. Außerdem bilden sie auch eine Brücke zwischen unseren Gefühlen und unserer Körperlichkeit.

Weil die Faszien sich an jeder unserer Bewegungen beteiligen, kann das auch zu Problemen führen, zum Beispiel, wenn sie verkleben oder unelastisch werden – wie bei einem zu heiß gewaschenen Pulli, der sich zusammenzieht. Außerdem sind sie von Millionen von Schmerzrezeptoren durchsetzt. An schmerzhaften Nacken- oder Schulterverspannungen oder Schmerzen im Lendenwirbelbereich sind deshalb sehr häufig Faszien beteiligt.
Die Faszien zu trainieren, ist also in mehrfacher Hinsicht sinnvoll: Ein gezieltes Training kann Schmerzen und Verspannungen reduzieren, den Körper beweglicher machen, Verletzungen vorbeugen. Kaum ein Leistungssportler kommt heute noch ohne Faszientraining aus. Auf bestimmte Bewegungsreize spricht das Fasziensystem allerdings besser an als auf andere. Dazu gehören Rollen und Bälle, spezielle Übungen für die Knie, den Rücken und die Schultern, aber auch sanfte Sportarten wie Yoga, Tai-Chi, Pilates oder Tanzen. Schwingungen und Dehnen mögen unsere Faszien besonders gern. Da ein Leben lang alte Faszien abgebaut und neue aufgebaut werden, lässt sich viel mit den Übungen erreichen. Ein wenig hilft es übrigens auch schon, sich morgens beim Aufstehen ausgiebig zu strecken – genau so, wie dies Katzen tun.

TIPP 6

EIN ROSENBERG FÜR ALLE

Konflikte diplomatisch lösen

FÜR EILIGE: In unserem Alltag begleiten uns Konflikte. Besonders häufig knallt es, wenn wir »falsch« kommunizieren. Deshalb ist es hilfreich, wenn man weiß, wie man auch kontroverse Standpunkte oder Wünsche so anbringen kann, dass der andere uns nicht nur versteht, sondern an einer guten Lösung mitarbeitet. Üben Sie heute einmal, bei einem Konflikt Ihrer Wahl, das 4-Schritte-Prinzip der gewaltfreien Kommunikation nach Rosenberg. Einmal gelernt, kann es uns ein deutlich harmonischeres Leben bescheren.

Ich liebe Sprichwörter, denn sie drücken oft Situationen aus, für die einem sonst die Worte fehlen. Durch meine Zeit in Australien lernte ich dieses besonders gut kennen: »Der Engländer ist zu höflich, um ehrlich zu sein, der Deutsche wiederum ist zu ehrlich, um höflich zu sein.« Wissen Sie, was das im täglichen Leben bedeutet? Die Engländer/Australier sagen nicht wirklich, was sie denken. Manchmal sagen sie sogar eher das, was der andere erwartet. Sie gehen jedem Streit aus dem Wege. Vorteil: Die Stimmung ist großartig. Nachteil: Man weiß eigentlich nie, woran man ist.

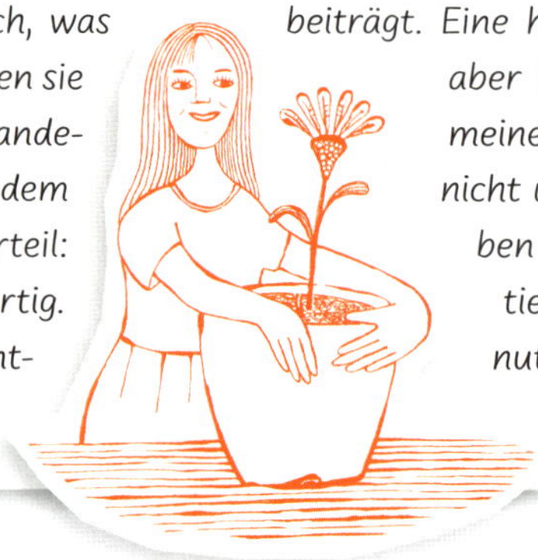

Der Deutsche findet es oft richtig, zu sagen, was er denkt. Vorteil: Jeder weiß, was gebacken ist. Nachteil: Es verletzt möglicherweise Gefühle. Die Lösung ist Diplomatie, wie man so schön sagt, das Beste aus beiden Welten. Also sagen, was man denkt, fühlt und möchte, aber so, dass der andere es annehmen kann, bestenfalls sogar zu einer guten Lösung beiträgt. Eine hohe Kunst, die es sich aber lohnt zu erlernen, aus meiner Sicht. So schwer ist es nicht und vereinfacht das Leben doch ungemein. Investieren Sie heute die 7 Minuten, um diplomatischer streiten zu lernen.

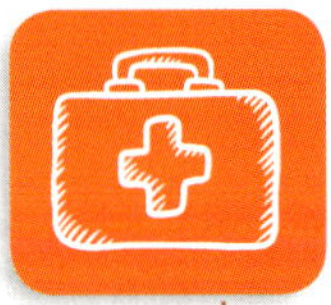

So wirkt's:

- bessere Konfliktlösungen
- mehr Zufriedenheit
- mehr Gelassenheit
- und Verbundenheit durch gegenseitiges Verständnis

So geht's:

MATERIAL

Einen Stift und einen Zettel

ANLEITUNG

- Benennen Sie einen persönlichen Konflikt, den Sie gerne lösen würden, und mit wem das Gespräch stattfinden müsste.
- Machen Sie sich zu jedem der folgenden 4 Schritte und daraus entstehenden Beschreibungen Notizen. Wie sieht das in Ihrem Fall aus?
- Dann üben Sie die 4 Punkte in dieser Abfolge, bis Sie das Prinzip verinnerlicht haben, und tragen Ihr Bedürfnis bei diesem oder beim nächsten Konflikt so vor. Der Erfolg ist verblüffend.

Schritt 1: Sie beschreiben, was passiert/vorgefallen ist.

Schritt 2: Sie beschreiben, was das Vorgefallene bei Ihnen auslöst, wie Sie sich damit fühlen. Ehrlich.

Schritt 3: Formulieren Sie, was Sie eigentlich erwarten oder gerne gehabt hätten.

Schritt 4: Formulieren Sie ein Bitte, wie der andere zur Beseitigung des Konflikts beitragen kann.

Das bringt's:

Auseinandersetzungen sind etwas ganz Normales. Schließlich bedeuten sie lediglich, dass jeder Mensch unterschiedliche Bedürfnisse hat, und die lassen sich nicht immer so einfach miteinander vereinbaren. Werden dabei Gefühle verletzt, ist es so, als ob man Spiritus ins Feuer gießt. Solange man nun einen Streit schnell und konstruktiv beilegen kann, können alle Beteiligten daraus lernen. Schwierig wird es, wenn das nicht funktioniert. Dann kann es rasch passieren, dass aus ursprünglich harmlosen Anlässen und kleineren Missverständnissen schwerwiegende Auseinandersetzungen entstehen.

Der US-amerikanische Psychologe Marshall Rosenberg (1934–2015) widmete sich des Problems in den 1970er-Jahren und überlegte sich, was Verbindung und Verstehen nähren könnte und wodurch sich Menschen verletzt und einsam fühlen. Er entwickelte dazu das Modell der Gewaltfreien Kommunikation als eine Sprache der Verbindung. Dabei geht es immer darum, sich aufrichtig mitzuteilen und einander wirklich zuzuhören. Ein einfacher Satz kann so beispielsweise dazu führen, dass Beziehungen belastet oder sogar beendet werden. Andererseits kann man mit dem »richtigen« Satz seinem Gegenüber die Hände reichen: »Ich verstehe dich. Ich sehe dich.« Auf diese friedfertige, empathische Weise können beide Seiten ihre Konflikte lösen, ohne dass es Gewinner und Verlierer gibt.

Die Methode der Gewaltfreien Kommunikation eignet sich hervorragend, um Konflikte zu lösen, und zeigt Wirkung auf allen Ebenen – im Job, in der Beziehung, mit unseren Eltern, Freunden und Bekannten – bei jedermann.

TIPP 7

STRAHLEHAUT-PEELING

Zarte Haut durch Fruchtsäuren

FÜR EILIGE: Heute bringen Sie Ihre Haut zum Strahlen und straffen sanft Gesicht, Hals und Dekolleté. Das Zitronenpeeling mit seinen natürlichen Fruchtsäuren wirkt wahre Wunder, es befreit Sie von den obersten Hautschüppchen, reinigt und strafft besser (und deutlich kostengünstiger) als jedes Kosmetikpräparat mit AHA- oder Fruchtsäuren. Der Clou der schnell gemachten Hautkosmetik: die Zutaten für Ihre 7-Minuten-Wellnesseinheit haben Sie vermutlich im Schrank.

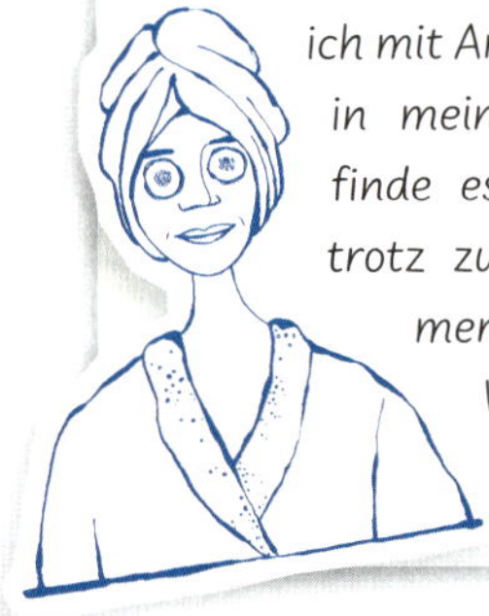

Wenn ich ehrlich bin, fand ich Jungs mit Aknedellen als kleines Mädchen sogar attraktiv. Vermutlich sah ich darin die deutlichen Anzeichen der Pubertät, des Mannwerdens. Heutzutage schiele ich mit Argusaugen auf jede Delle in meinem Gesicht, denn ich finde es unglaublich, dass ich trotz zunehmender Falten immer noch Pickel bekomme. Wie unfair ist das denn? Wieso konnte nicht das eine das andere wenigstens ablösen oder am besten beides mir fernbleiben? Wie froh war ich über die Entdeckung von Fruchtsäuren wie in diesem Zitronenpeeling. Zugegebenermaßen werden die Hautunreinheiten manchmal erst mehr, aber mittelfristig verschwinden sie, und auch die Pigmentflecken werden besser. Wenn Sie keines dieser Makel haben und gar nicht wissen, wovon ich rede, freuen Sie sich heute einfach nur und essen die Zitrone.

So wirkt's:

- reinigend und die obere Hautschicht entfernend
- straffend, adstringierend
- die Hauterneuerung anregend
- Haut wirkt erfrischt und glänzend (Glow)

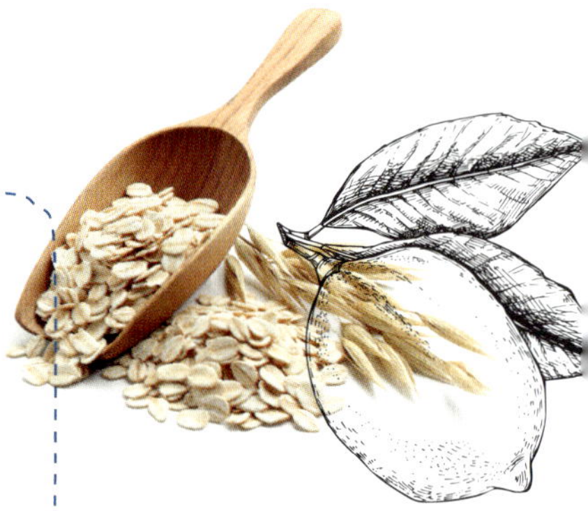

So geht's:

ZUTATEN

- Saft von ½ Biozitrone
- 2 EL Mandelkleie oder gemahlene Haferflocken
- etwas Wasser oder Buttermilch
- 1 TL Honig

ZUBEREITUNG

- Mischen Sie die Haferflocken in einer kleinen Schüssel mit etwas Wasser oder Buttermilch, bis eine breiige Masse entstanden ist. Darunter rühren Sie den Saft von ½ Zitrone und noch einen Teelöffel Honig.
- Das Peeling sanft auf Gesicht, Hals und Dekolleté einmassieren. Sparen Sie dabei Augen und Lippen aus und lassen es ein paar Minuten einwirken. Dann mit lauwarmem Wasser abwaschen. Für einen noch intensiveren Effekt können Sie den Saft der anderen Zitronenhälfte mit 300 ml Wasser mischen und das Peeling damit abreiben.
- Nach etwa 10 Minuten können Sie eine leichte Feuchtigkeitscreme auftragen.
- Empfehlenswert ist eine Anwendung an zwei Tagen pro Woche.

Das bringt's:

Zitronen sind echte Allroundtalente und in der Küche unverzichtbar. Auch in der Naturkosmetik werden sie sehr geschätzt. Warum? Wenn Sie schon einmal einen Spritzer Zitronensaft ins Auge bekommen haben oder auf eine entzündete Stelle auf der Haut, kennen Sie die Wirkung: Das Auge brennt, und die Haut reagiert gereizt. Diese Eigenschaft kann man sich für die Hautpflege auch zunutze machen. Ähnlich wie ein Fruchtsäurepeeling (chemisch AHA/alpha-Hydroxy-Säure-Peeling) hat ein selbst gemachtes Zitronenpeeling eine hauterneuernde Wirkung.

Sie beruht auf zwei Faktoren: Einerseits verfügt die Fruchtsäure der Zitrone von Natur aus über einen reinigenden (leicht ätzenden) Effekt. Den erkennt man daran, dass die Haut nach der Anwendung glatter wirkt. Die Fruchtsäure dringt dazu minimal in die Poren der Haut ein, macht die oberste Hornschicht weich und löst abgestorbene Hautschüppchen ab. Zitrone wirkt zudem desinfizierend und entzündungshemmend. Andererseits sind die sonnengelben, sauren Früchte bekannt für ihren hohen Gehalt an Vitamin C, der auch die Kollagenproduktion positiv beeinflussen kann. Zudem ist die Substanz einer der besten Radikalfänger und schützt die Zellen, weshalb das Vitamin ein häufiger Bestandteil von Anti-Aging-Produkten ist. Das Wirkprinzip kennen Sie vielleicht vom Kuchenbacken. Wenn Sie ein wenig Zitronensaft über aufgeschnittene Äpfel geben, bleiben diese hübsch hell und frisch. Zusätzlich schleifen die Fasern der Haferflocken die Hautoberfläche noch mechanisch ab. Durch die kreisenden Bewegungen wird die Haut sanft runderneuert, weil so die darunterliegende frische Hautschicht zutage kommt.

Das Peeling hilft effizient gegen Hautunreinheiten wie Pickel, Mitesser und schwarze Punkte. Außerdem frischt es einen fahlen, grauen Hautton auf und fördert so einen gesunden Glow. Wer unter starker Akne leidet oder eine sehr empfindliche Haut hat, sollte dieses Peeling lieber nicht anwenden.

ANKERTAG

Die fünfte Woche ist vorbei, und Sie haben aus den sieben Lebensstilbereichen jeweils einen Tipp ausprobiert. Was hat Ihnen gefallen, was war nicht Ihr Ding? Verteilen Sie Smileys in drei Kategorien: Welchen fanden Sie super, welchen okay oder blöd? Kreuzen Sie den entsprechenden Smiley an:

TIPP 1 **Gesundheit: Einfach mal abschalten**
Handystrahlung und -ablenkung minimieren (Seite 102) ☺ 😐 ☹

TIPP 2 **Mind-Body-Medizin: Ärger einfach wegatmen**
Keine Chance für schlechte Laune (Seite 104) ☺ 😐 ☹

TIPP 3 **Ernährung: Jungbrunnen-Müsli**
Perfekter Start in den Tag (Seite 106) ☺ 😐 ☹

TIPP 4 **Selbstreflexion: Der innere Kompass**
Seine inneren Werte finden (Seite 108) ☺ 😐 ☹

TIPP 5 **Bewegung: Schwingen und Dehnen**
Mini-Faszientraining (Seite 110) ☺ 😐 ☹

TIPP 6 **Ich & Du: Ein Rosenberg für alle**
Konflikte diplomatisch lösen (Seite 112) ☺ 😐 ☹

TIPP 7 **Schönheit: Strahlehaut-Peeling**
Zarte Haut durch Fruchtsäuren (Seite 114) ☺ 😐 ☹

Schauen Sie auch noch mal auf die letzten vier Wochen: Woche 1 (Seite 13 ff.), Woche 2 (Seite 35 ff.), Woche 3 (Seite 57 ff.) und Woche 4 (Seite 79 ff.). Und notieren Sie sich hier, welche Tipps Ihnen besonders lagen. Was werden Sie weitermachen? Welchen Tipp fanden Sie mittelgut, aber wollen ihm noch mal eine Chance geben?

RÜCKBLICK

Hier können Sie notieren, welche der Tipps Ihnen gut gefallen haben und welche weniger. Notieren Sie Ihre Erfahrungen in dieser Woche.

Diese/r Tipp/s hat/haben mir am besten gefallen/richtig gutgetan, weil …

Ich baue diese/n Tipp/s auch in der nächsten Woche wieder ein. (Notieren Sie hier den Tag und vielleicht auch die Uhrzeit.)

Diese/n Tipp/s versuche ich vielleicht irgendwann noch mal:

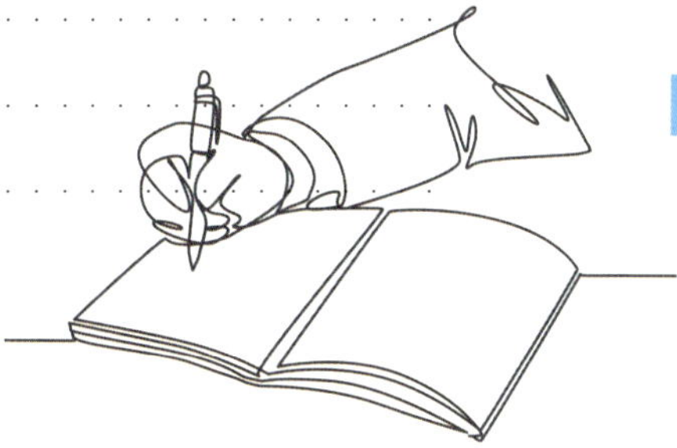

Blöd war/en diese/r Tipp/s, weil …

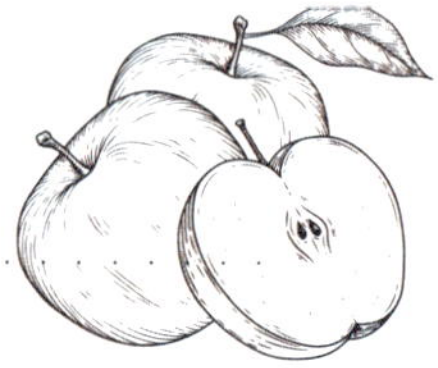

Das habe ich jetzt schon regelmäßig eingebaut:

. . . .

. . . .

. . . .

. . . .

Meine Ideen dazu:

. . . .

. . . .

. . . .

. . . .

. . . .

. . . .

EXTRATIPP BEWEGUNG: DIE DYNAMISCHEN DREI PLUS 1:

Ersatz- oder Zusatzübung: Für starke Arme und Rücken rudern Sie an der geöffneten Badezimmertür:
Stellen Sie sich vor eine geöffnete Tür und schlingen Sie ein Handtuch um beide Klinken. Umfassen Sie die Enden so nah wie möglich an den Klinken.
Ihre Füße stellen Sie rechts und links von der Tür, mit den Fersen in etwa auf Höhe der Klinken. Üben Sie am besten barfuß oder mit Schuhen, damit Sie einen festen Stand haben.
Lehnen Sie sich jetzt nach hinten, bis die Arme gestreckt sind, die Beine sind im 90-Grad-Winkel gebeugt. Ziehen Sie sich nun mit geradem Rücken zur Tür und die Schulterblätter hinten zusammen. Beim Ausatmen strecken Sie langsam die Arme wieder und lassen den Körper nach hinten sinken. Langsam wiederholen. 2 Minuten.

VORBEREITUNG FÜR WOCHE 6

Diese Zutaten und Utensilien brauchen Sie für die Tipps in der sechsten Woche:

- Spiralschneider oder Sparschäler
- 1–2 Zucchini
- Olivenöl
- 100 g Pinienkerne (oder Walnüsse)
- je 1 dickes Bund frisches Basilikum und Petersilie
- 1 Knoblauchzehe oder 1 kleines Bund frischer Bärlauch
- Hefeflocken
- 1 Biozitrone
- Olivenöl
- Salz, schwarzen Pfeffer aus der Mühle
- Lavendelöl

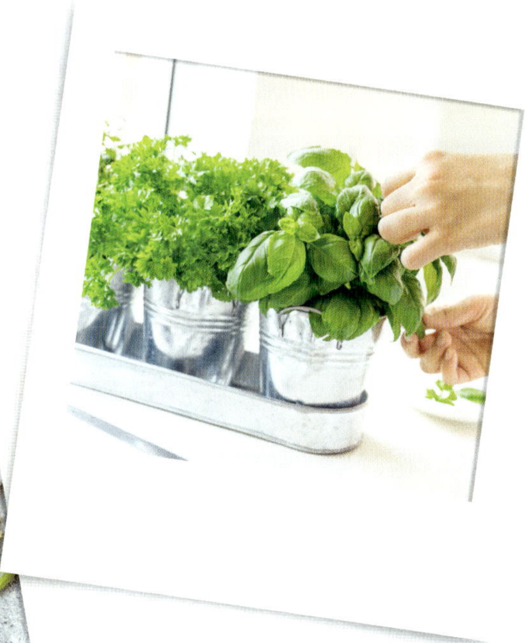

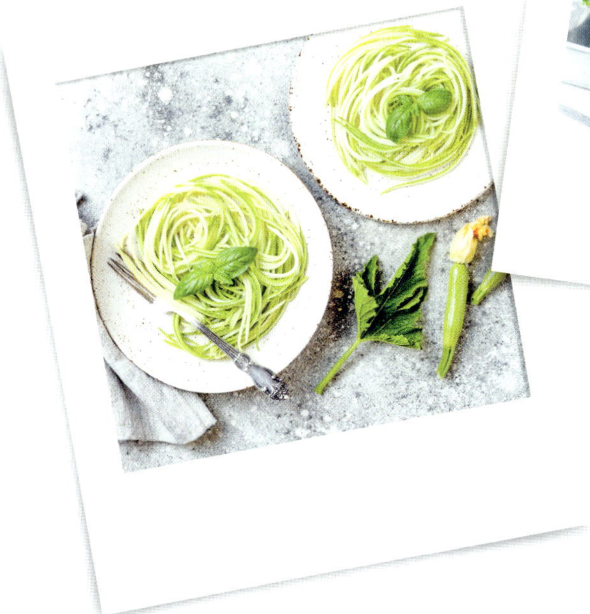

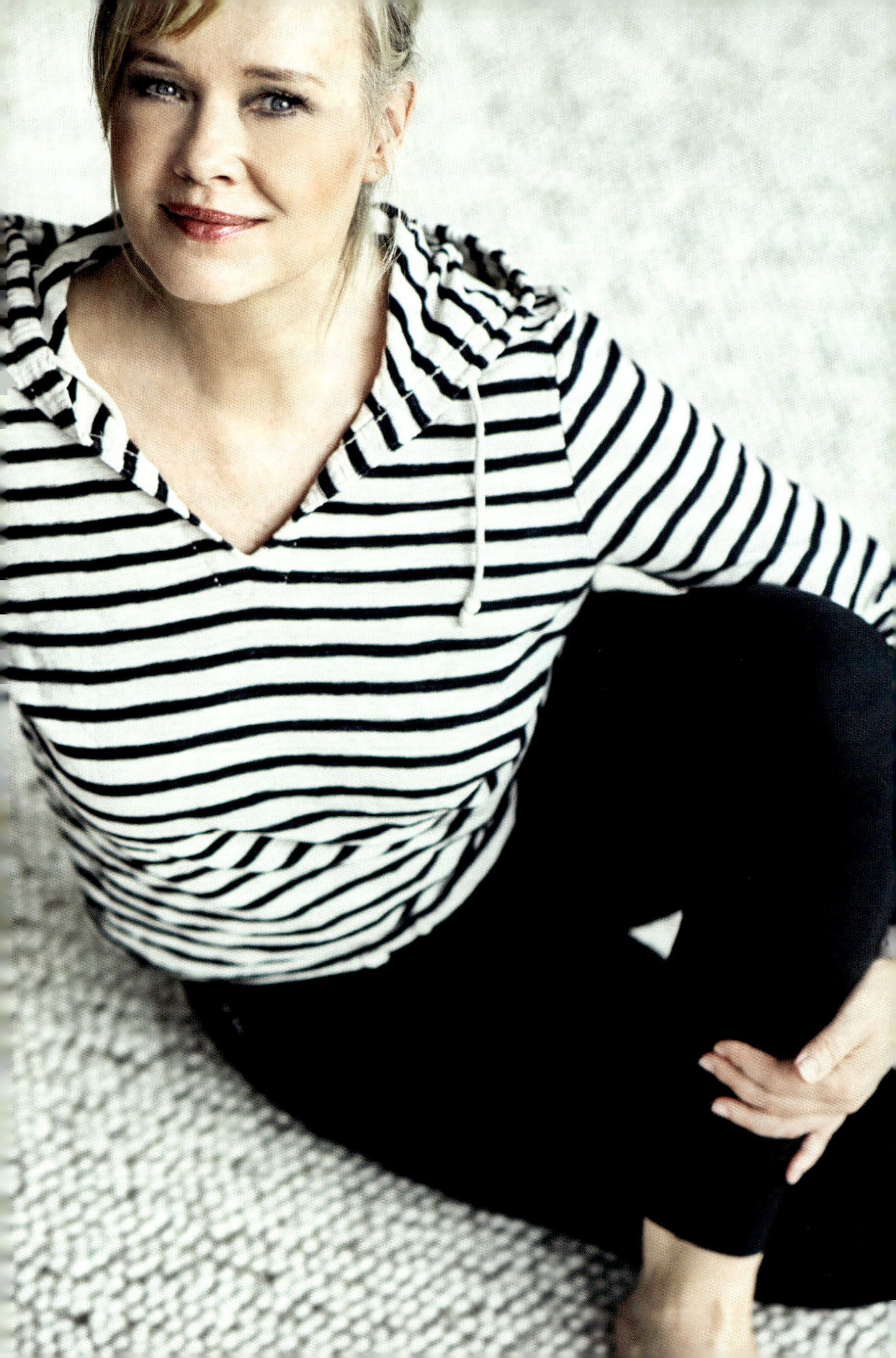

WOCHE 6

Wie ein erfrischendes Armbad die Tasse Kaffee ersetzt, wie Ihr Lieblingssong Sie zum Lächeln bringt, wie köstlich ein veganes Gericht schmeckt, wie Sie Probleme durch einen einfachen Perspektivwechsel auflösen können, mit Yoga-Asanas schöne Bauchmuskeln bekommen, lernen, sich anderen gegenüber gut abzugrenzen, und Ihren Füßen einen wohltuenden Spa-Besuch gönnen, das alles erfahren Sie auf den nächsten Seiten. In dieser Woche und wie immer in nur 7 Minuten am Tag.

TIPP 1

TASSE KAFFEE DER NATUR

Das kalte Armbad für zwischendurch

FÜR EILIGE: Den Namen »Tasse Kaffee der Naturheilkunde« hat sich das kalte Armbad wirklich verdient. Denn es regt den Geist an, der Kopf wird klar, man kann nach einem Leistungstief wieder konzentriert weiterarbeiten und hat sich damit die fünfte Tasse Kaffee gespart. Alles, was man braucht, ist ein Waschbecken gefüllt mit kaltem Wasser und seine Arme, die man ja glücklicherweise in aller Regel dabeihat. Erst rechts, dann links 30 Sekunden lang eintauchen. Aufwachen!

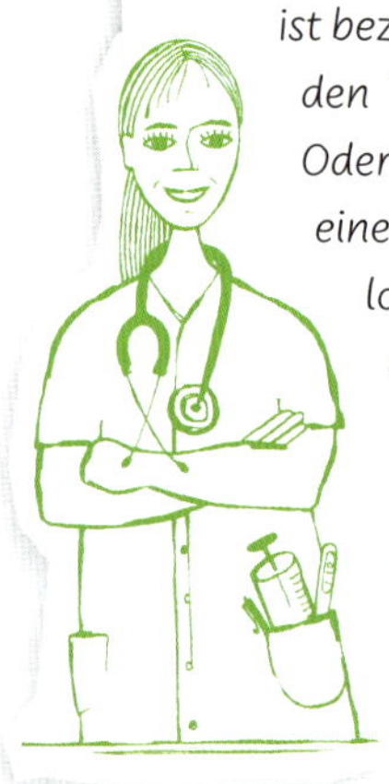

Sie kennen doch bestimmt diesen Moment, wenn – vorzugsweise nach einem arbeitsreichen Vormittag und dem Mittagessen – das Gehirn mitzuverdauen scheint und schwer wieder zu erwecken ist beziehungsweise sich komplett in den Tiefschlaf verabschiedet hat. Oder auch zwischendurch, wenn eine Aufgabe zu knifflig oder endlos wird und man sich denkt, dass einen jetzt nur noch ein Kaffee vor dem Sekundenschlaf retten kann. Blöd nur, wenn es schon die xte Tasse Kaffee ist oder gar gerade keiner im Angebot. Dann versuchen Sie heute doch mal stattdessen beim beginnenden Nachmittagstief das kalte Armbad. Pfarrer Sebastian Kneipp empfahl es bei körperlicher und geistiger Müdigkeit, und ich finde es nicht nur einfach anzuwenden, sondern sehr effektiv. Es härtet ab und macht zugleich wach! Die größte Herausforderung beim Armguss im Waschbecken besteht für mich allerdings noch darin, meine Ärmel entsprechend hochzukrempeln, ohne die Bluse zu zerknittern. Also heute mal ein T-Shirt anziehen oder das Bad abschließen und entblättern.

So wirkt's:

- erfrischend
- konzentrationsfördernd
- durchblutungsfördernd
- bei regelmäßiger Anwendung blutdruckregulierend

++++ **Nur 7 Minuten?** ++++++ Sogar weniger: 2 Minuten Wasser ins Waschbecken einlassen ++++

So geht's:

- Das Waschbecken muss einigermaßen tief sein, denn das Wasser sollte bis zur Mitte der angewinkelten Arme reichen.
- Füllen Sie es mit richtig kaltem Wasser, die Arme sind relativ unempfindlich gegen Kälte.
- Tauchen Sie den rechten Arm angewinkelt und mit der Hand beginnend ein und folgen Sie mit dem linken, bis beide Arme bis zur Mitte der Oberarme im kalten Wasser ruhen.
- 6 bis 30 Sekunden verweilen, die Arme nur leicht bewegen und ruhig weiteratmen.
- Das Wasser abstreifen und die Arme bewegen zum Wiedererwärmen.

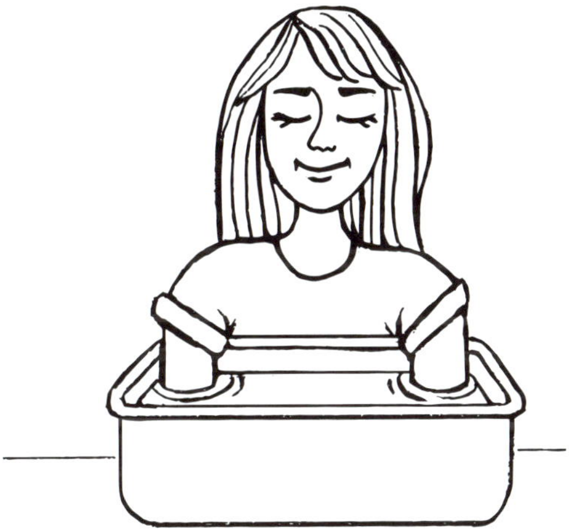

Das bringt's:

Klar ist das erst mal ganz schön kalt, und wenn man es zum ersten Mal macht, kann einem sogar schwindelig werden, so groß ist der Effekt auf den Kreislauf. Aber es ist wie mit all den Wasseranwendungen aus dem Kneipp-Universum: Man gewöhnt sich recht schnell an die am Anfang so unangenehmen Temperaturen, wenn man die Anwendung regelmäßig macht. Und das, ohne dass der anfängliche, erfrischende und belebende Effekt nachlassen würde!

Insbesondere Kaltwasserreize sind eine bewährte Abhärtungsmethode für den Körper. Das kalte Wasser führt erst mal zum Zusammenziehen der Gefäße im Arm, dadurch steigt der Blutdruck an, die Arme und reflektorisch der Oberkörper und Kopf werden erfrischt und besser durchblutet. Da aber der Körper sofort dagegen reguliert, wird diese Anwendung sogar als beruhigend auf das Herz beschrieben. Auch sehr anregend wirkt übrigens der kalte Schenkelguss, also morgens nach dem warmen Duschen die Unterschenkel kalt abbrausen. Immer von unten nach oben, erst rechts, dann links. Hiermit kann man das Risiko halbieren, dass einen eine Erkältung erwischt. Denn alle Kaltwasseranwendungen, auch das kalte Armbad, pushen zugleich unser Immunsystem. Das ist doch was!

TIPP 2

SING DEINEN SONG

Gute Laune garantiert

karaoke

FÜR EILIGE: Heute wird geschallert – ganz allein oder mit anderen, heimlich leise oder ganz laut. Nutzen Sie Ihre 7 Minuten für eine Wohlfühleinheit der besonderen Art. Kaum etwas wirkt ganzheitlicher auf die Gesundheit von Körper und Geist als Singen. Dazu müssen Sie keine Karaokebar aufsuchen (obwohl – das ist eigentlich eine gute Idee ☺). Sie singen einfach mit bei einem Ihrer Lieblingssongs und verwandeln sich in einen Pop- oder Opernstar.

In Australien habe ich mir einen Traum erfüllt, ich nahm wieder Gesangsunterricht. Bei Grundstücken, wo der nächste Nachbar 500 Meter weiter weg wohnt, erschien mir das Risiko geringer, andere nachhaltig zu verärgern. Und ich nahm die Kinder mit, wir bildeten sozusagen eine Girl-Group. Die Lieder suchten wir theoretisch reihum aus (ich wurde meistens übersprungen wegen mangelhaften Musikgeschmacks). Dann wurde geatmet mit Büchern auf dem Bauch, der Takt geklopft oder gerockt, der Fernseher lief laut mit entsprechendem Musikvideo oder der Karaokeversion, und wir waren nicht zu halten. Bald sangen wir mit mehreren Stimmen. Das klang schräg klar, aber machte richtig Laune. Es sprach sich sogar rum, wie cool das war, und die Freunde meiner Kinder drängelten sich, mitzukommen und mit uns zu singen. Es war eine tolle Erfahrung. Heute sind Sie dran. Nutzen Sie die 7 Minuten, etwas zu singen, das Sie mögen, und egal, wie es klingt, beim nächsten Mal wird's schon besser. Und gesünder macht's auch noch.

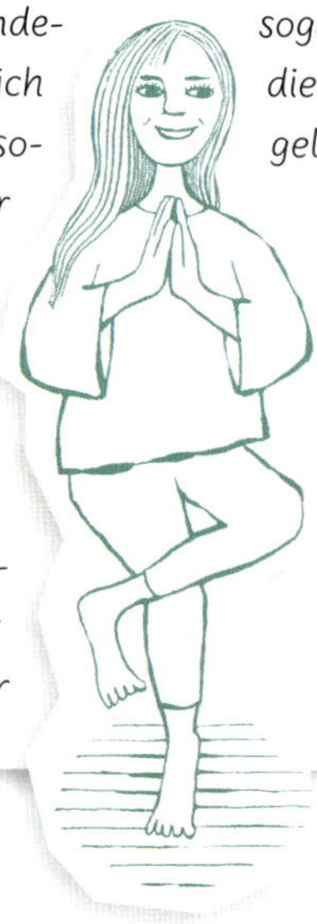

So wirkt's:

- macht Spaß, gut gelaunt und gelassen
- regt das Immunsystem an
- stabilisiert Herz und Kreislauf
- fördert die Verdauung und den Stoffwechsel
- verbessert die Sauerstoffversorgung im ganzen Körper
- verlängert das Leben

++++++++ **Nur 7 Minuten?** +++++++++++++ Ja! 7 Minuten zum Liedaussuchen, … ++++++

So geht's:

Suchen Sie sich einen Lieblingssong von Ihrer Playlist aus. Das kann ein Klassiker sein wie »Mambo No. 5« von Lou Vega, »Always Look at the Bright Side of Life« von Monty Python. »I am what I am« von Gloria Gaynor oder »Voi che sapete« von Wolfgang Amadeus Mozart. Sehr wichtig: Drucken Sie sich vorher die Lyrics, also Texte, aus. Dann Box an und laut mitsingen. Oder Sie spielen den Song als Video bei YouTube mit Lyrics (so eingeben, dann erscheint nicht nur das Video, sondern darunter der Text).

Das bringt's:

»Es ist egal, wie. Schlimm ist, wenn man nicht singt!«, sagte der österreichische Liedermacher und Erfinder des Ohrwurms Schifoan (zu Deutsch: Skifahren) Wolfgang Ambros. Wie recht er hat, beweisen eine ganze Reihe von Studien. Trällern und Schallern ist nicht nur gesund, es macht auch noch froh.

Tatsächlich wirkt Singen so anstrengend wie ein flotter Spaziergang. 10 bis 15 Minuten laut singen reichen schon aus, um Herz und Kreislauf in Schwung zu bringen. Das liegt daran, dass das Atmen dabei so wichtig ist. Erfahrene Sänger atmen bewusst tief in den Bauch hinein. Dabei senkt sich das Zwerchfell, drückt die Bauchorgane darunter nach unten, und die Lunge bekommt viel Platz. Die tiefe Atmung belüftet auch die Lungenblasen, das verbessert die Sauerstoffsättigung und regt den Kreislauf an. Wenn man dann wieder ausatmet, wandert das Zwerchfell etwas nach oben. Singen bringt den Stoffwechsel in Schwung, der Blutdruck stabilisiert sich, alle Organe und die Steuerzentrale im Kopf werden besser durchblutet, wir können uns besser konzentrieren.

Musik wirkt auch positiv auf das vegetative Nervensystem. Singen und vor allem das tiefe Atmen aktivieren den Parasympathikus, unseren Entspannungsnerv, und machen uns ruhiger: Der Blutdruck sinkt, der Puls verlangsamt sich, und die Muskulatur lockert sich. Da die Bauchorgane durch die Zwerchfellatmung zusammengedrückt werden, wird auch die Bauchbewegung und damit die Verdauung angeregt.

Dass Singen unsere Abwehrkräfte stärkt, zeigt eine Studie, bei der Speichelproben von Kirchenchormitgliedern ausgewertet wurden. Nach der Chorprobe waren Immunstoffe (Immunglobuline A/IgA), die vor Krankheitserregern schützen, stark gestiegen. Wenn die Chormitglieder die Musik nur vom Band hörten, blieb jene Anzahl unverändert. Singen verbessert außerdem die Stimmung, weil Glückshormone wie Endorphin, Serotonin, Dopamin und Adrenalin freigesetzt werden. Schon nach 30 Minuten Singen produziert unser Gehirn Oxytocin, das sogenannte Kuschelhormon, weshalb wir beim Singen eine innige Beziehung zu den Mitmusikern aufbauen. Zu guter Letzt leben Menschen, die singen, länger. Das konnten Forscher in den 1990er-Jahren zeigen: In einer Studie mit 12 000 Menschen aller Altersgruppen hatten Mitglieder von Chören und Gesangsgruppen eine signifikant höhere Lebenserwartung als Nichtsänger.

TIPP 3

VEGANES EXPERIMENT

Pflanzenkost mit Genussfaktor

FÜR EILIGE: Heute gibt es etwas Besonderes zu essen: Sie kochen sich im Nullkommanix frische vegane Zucchini-Nudeln und werden nach dieser Erfahrung wissen, dass die richtig gut schmecken. Ihr Körper dankt es Ihnen durch die Extraportion Vitamine, Mineralien und Ballaststoffe und dass er mal verschnaufen kann. Die Umwelt bedankt sich auch gleich mit, da mit jeder eingesparten tierischen Mahlzeit die schädlichen Emissionen in Luft und Boden weniger werden. Und die Tiere würden, wenn sie könnten, wahrscheinlich auch ganz höflich Danke sagen. Ihr Geldbeutel freut sich übrigens ebenfalls.

Auch an mir ging die Vegan-Bewegung nicht unerlebt vorüber. Brav tuckerte ich auf meinem Rad mit einem veganen Kochbuch unter dem Arm ins Reformhaus und kaufte alles, was man so fürs vegane Kochen braucht. Ich weiß nicht mehr genau, wie lange ich es durchgehalten habe, bis mir einige Geschmackserlebnisse einfach fehlten. Aber ich gewann auch neue Lieblingsgerichte, so wie das, das Sie heute probieren können. Ich finde, dass sowohl die vegetarische wie auch die vegane Bewegung viel mehr Vielfalt auf unseren Teller gebracht haben. Coole Ideen, wie man Gemüse ganz anders zubereiten kann. Und das fühlt sich richtig gut an: Schlemmen mit weniger Kalorien, was gesünder ist und auch noch gut für die Umwelt, klasse.

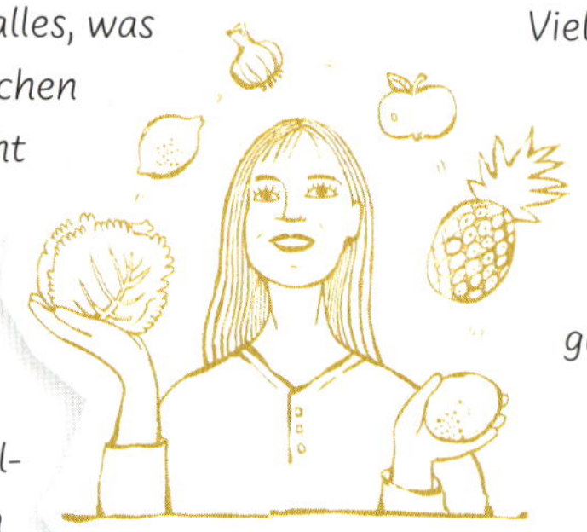

So wirkt's:

- Risiko von Herzinfarkten und Entstehung von Krebserkrankungen wird gesenkt, man bleibt im Alter länger gesund
- man verliert überflüssige Pfunde
- der Blutdruck sinkt
- die Blutfettwerte bessern sich
- Blutzuckerwerte können sich normalisieren
- rheumatoide Arthritis kann sich bessern
- man tut etwas für die Umwelt und den Tierschutz

++++++++ **Nur 7 Minuten?** ++++++++++++ Ja, für die Zubereitung der Zucchini-Bandnudeln! ++

So geht's:

ZUTATEN (für 2 Portionen)

- Spiralschneider oder Sparschäler
- 1–2 Zucchini
- 3 EL Olivenöl

Für das Pesto:

- 100 g Pinienkerne (oder Walnüsse)
- je 1 dickes Bündel frisches Basilikum und Petersilie
- 1 Knoblauchzehe oder frischer Bärlauch
- 2 EL Hefeflocken
- Saft von 1 Biozitrone
- Ca. 5 EL Olivenöl
- Salz, schwarzer Pfeffer aus der Mühle

ZUBEREITUNG

- Die Zucchini waschen und abtrocknen. Das Fruchtfleisch mit dem Spar- oder Spiralschneider in Streifen oder Spaghetti schneiden. Die inneren weichen Kerne brauchen Sie nicht.
- Für das Pesto die Pinienkerne in einer Pfanne ohne Fett unter Rühren goldbraun rösten. Kräuter waschen und trocken schütteln, den Knoblauch abziehen. Mit Hefeflocken, Zitronensaft, Olivenöl, Salz und Pfeffer in ein hohes Gefäß (oder einen Mixer) geben und mit dem Stabmixer schnell pürieren. Nicht zu lange mixen, sonst wird die Mischung bitter.
- 3 EL Olivenöl in eine Pfanne geben, erhitzen, die Zucchini-Nudeln hineingeben und mit dem selbst gemachten Pesto aus dem Mixer 1–2 Min. gut erwärmen.
- Auf 2 Teller verteilen, Basilikum darüberstreuen und mit Zitronensaft, Salz und Pfeffer abschmecken. Nach Belieben mit etwas Chili nachwürzen – ich liebe es.
- Wer mag, kann auch ein paar gekochte Hartweizennudeln mit untermischen.

Das bringt's:

In Deutschland verzichten heute schon rund eine Million Menschen auf sämtliche Tierprodukte. Sie essen nur Gemüse und Obst, Getreide und Nüsse sowie pflanzliche Fette. Insofern ist ein veganer Lebensstil längst keine exotische Haltung mehr. Sogar auf dem Oktoberfest in München, traditionell ein Fest nur für Bier-und Fleischliebhaber, gibt es mittlerweile tierfreie Holzfällersteaks.

Wer vegetarisch oder vegan isst, für den ist das oft eine Gewissensentscheidung. Die meisten tun es aber ihrer Gesundheit zuliebe, gegen Übergewicht, Hautprobleme, Verdauungsbeschwerden, Gicht oder Migräne. Damit sind sie absolute Trendsetter: Die EAT Lancet-Studie, die Anfang 2019 erschien, zeigte auch, dass Verbraucher durch Fleischverzicht einen wichtigen Beitrag gegen den Klimawandel leisten und gleichzeitig viel für ihr Gewicht und ihre Gesundheit tun. Viele Beobachtungsstudien konnten zeigen, wer vegan oder vegetarisch lebt, kann damit bis ins hohe Alter eher gesund bleiben als Fleischesser. Eine 2019 publizierte Studie mit 840 Teilnehmern zeigte es dann schwarz auf weiß: Die Blutwerte von Veganern sind besser, der Darm ist gesünder. Selbst Entzündungsmarker waren bei den Veganern besonders niedrig. Das überzeugt doch, hin und wieder weniger Fleisch zu essen, oder?

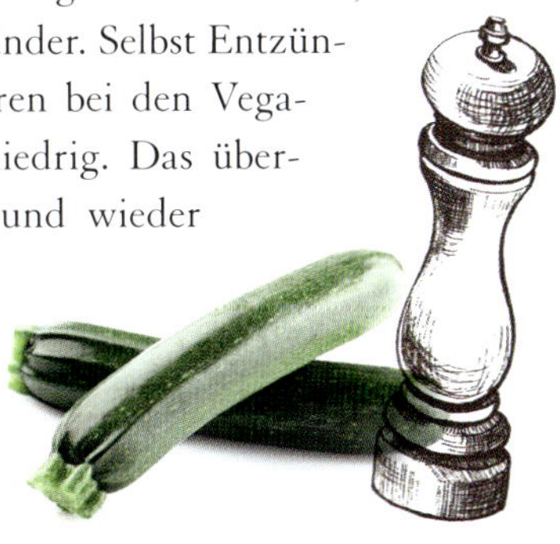

++++ **Nur 7 Minuten?** +++++++++++ Ja, für die Zubereitung der Zucchini-Bandnudeln! ++++++

TIPP 4

WUNDERFRAGE

Probleme lösen durch Perspektivenwechsel

FÜR EILIGE: Heute stellen Sie sich die berühmte »Wunderfrage« zu einem Problem, das Sie gerade beschäftigt. Das bedeutet, nicht danach zu schauen, wo das Problem herkommt, sondern zu visualisieren, wie Ihre Welt wäre, wenn es sich schon gelöst hätte. Verbunden mit der Frage, was Sie denn da getan haben, dass dieses Wunder geschehen ist. Dieser verblüffend einfache Ansatz hilft sehr schnell, um in schwierigen Situationen konstruktiv zu handeln und positive Veränderungen herbeizuführen. Probieren Sie es heute aus!

Was für ein cooler Satz: »Probleme werden durch Konzentration auf Lösungen gelöst – nicht durch Konzentration auf Probleme!« Hm, darüber musste ich erst mal nachdenken, denn meistens ist ja auch mein erster Impuls, zu überlegen, wo denn der ganze Scherbenhaufen, auf dem ich grad wieder sitze, jetzt herkommt. Oder noch schlimmer: Bin ich selbst daran schuld oder doch jemand anderer? Und dann wird's oft noch bedrückender, eine Lösung ist nicht in Sicht, es herrscht nur negative Energie. Die Wunderfrage hingegen lässt uns in die bessere Zukunft schauen, erahnen, wie gut es sich anfühlt, wenn das Problem nicht mehr da ist und eine Lösung gefunden wurde. Und – wie sah die doch gleich aus, diese Lösung? Und schwups, weiß man, was fehlt. Nehmen Sie sich heute Ihre 7 Minuten, um ein drückendes oder kleines Problem ein Stück weit zu lösen mit der Wunderfrage, los geht's.

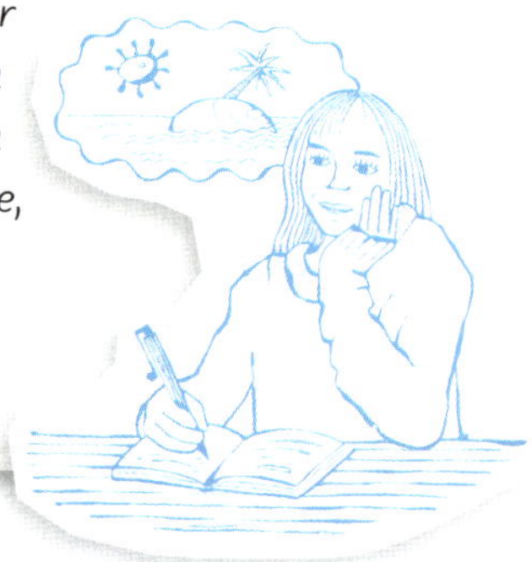

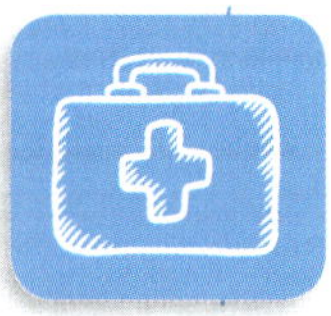

So wirkt's:

- löst Probleme
- verändert den Umgang mit unangenehmen Dingen

So geht's:

MATERIAL

Einen Stift und einen Zettel

ANLEITUNG

- Denken Sie darüber nach, was Ihnen heute zu schaffen macht, was Sie ärgert, was Sie momentan als unlösbar betrachten. Vielleicht haben Sie Zweifel daran, ein bestimmtes Projekt in der Arbeit nicht zu wuppen. Oder Sie sind unglücklich, weil Sie in Ihrer Beziehung Stress haben?

- Stellen Sie sich dann vor, Sie sind zu Hause und erledigen dort noch ein paar Dinge, die Sie heute verrichten wollen. Sie gehen ins Bett und schlafen ein. Während Sie schlafen, geschieht ein Wunder. Am nächsten Morgen wachen Sie auf, und das Wunder besteht darin, dass es das Problem, das Sie so beschäftigt, nicht mehr gibt.

- Fragen Sie sich jetzt: Woran würden Sie es als Erstes merken, dass das Problem verschwunden ist? Und was haben Sie dazu beigetragen? Formulieren Sie die Antworten so präzise wie möglich. So entstehen kräftige Bilder, die sich in Ihnen verankern können.

- Zum Beispiel: Sie wären am Ende des Projektes angekommen und würden sich sagen, dass es richtig gut geklappt hat. Woran würden Sie merken, dass es gut war? Mit wem hätten Sie zusammengearbeitet? Wen hätten Sie um Hilfe gebeten?

- Oder: Sie würden sich glücklicher mit Ihrem Partner fühlen. Woran würden Sie das merken? Was würden Sie anders machen als bisher? Auf welches Verhalten, auf welche Veränderung von Ihnen (nicht von anderen) würde die positive Veränderung zurückgehen?

Das bringt's:

Steve de Shazer (1969–2005) war ein US-amerikanischer Psychotherapeut und Autor, der Anfang der 1980er-Jahre die lösungsorientierte Kurzzeittherapie begründet hat. Ziel war es, schnell und bleibend psychische Probleme zu lösen.

Dabei ist seine Arbeitsweise und Methodik immer auf Lösungen konzentriert. In seinem Ansatz folgt er der Annahme, dass es für viele Probleme und Sorgen hilfreicher ist, sich auf Wünsche, Ziele, persönliche Ressourcen und Ausnahmen zu fokussieren anstatt auf das Problem und wie es dazu gekommen ist. Denn oft ist es nicht nur schmerzhaft, dieses Feld wieder zu betreten, sondern auch zu kompliziert. Zudem nutzt man seine Energie für die falschen Dinge. Auf diese Weise konnte er viele Menschen »heilen«, ohne jemals über ihr Problem gesprochen zu haben. Er umschreibt dies mit einer Metapher: Wenn ich in einem Hochhaus bin und es brennt, hilft es relativ wenig, wenn ich frage: »Wie ist der Brand entstanden?« Aber relativ viel, wenn ich frage: »Wo ist der Notausgang?«

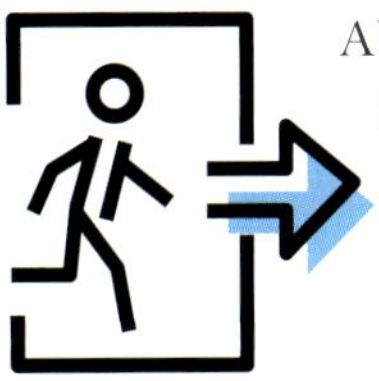

TIPP 5

BAUCH-WEG-YOGA

Asanas für eine flache Mitte

FÜR EILIGE: Tja, der nächste Sommer kommt bestimmt, oder hadern Sie auch ganzjährig mit Ihrem Bauch? Abhilfe verspricht Bauch-weg-Yoga. Heute sind 7 Minuten Bauchtraining dran, aber nicht die klassischen Sit-ups und Crunches, sondern klassische Yoga-Asanas, die aber im Kurzzeitformat. Regelmäßig geübt, wird der Bauch nachweislich straffer. Das geht überall, auch morgens nach dem Aufstehen oder zwischendurch im Büro.

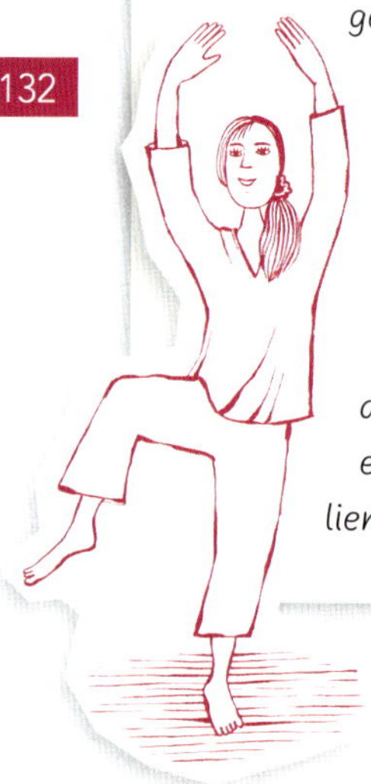

In Australien habe ich meine Liebe fürs Yoga entdeckt. Ich hatte mich schon lange gefragt, was so viele meiner Freunde daran so begeisterte. Immer, wenn ich Kurse besuchte, fand ich es anstrengend bis gefährlich, ich konnte beim Verrenken nicht mithalten, kippte ständig um oder hatte danach einen schiefen Hals. In Australien fand Yoga draußen statt, es war warm, hell, die Vögel flatterten um uns rum, und alles ging ganz langsam. Die Atmung war besonders wichtig, und ich spürte, das tat mir gut. Als ob mein Körper die kurze Pause vom Alltag nutzte, um sich selber zu heilen, wo es gerade nötig war. Ich begann, meine Freunde zu verstehen. Machen Sie heute mal diese paar Übungen für den flachen Bauch, aber achten Sie auf eine tiefe, ruhige Atmung und Entspannung zwischendurch und danach!

So wirkt's:

- man bekommt eine starke Körpermitte und einen flacheren Bauch
- regt die Fettverbrennung an
- hilft, den Stoffwechsel im Bauch zu normalisieren
- Stressreduktion durch Üben und Yogaatmung

So geht's:

MATERIAL

Teppich oder Yogamatte

ANLEITUNG

Berg: Stellen Sie sich aufrecht hin, ziehen Sie die Fußinnenkanten ganz leicht nach oben und drücken Sie die Knie durch. Strecken Sie den Rücken, der Nacken ist lang, die Schultern ziehen Sie nach unten. Drehen Sie die Arme nach außen mit den Handflächen nach vorne, ziehen Sie den Bauchnabel nach innen und drehen dann mit dem Einatmen erst nach rechts, mit dem Ausatmen nach links und so weiter. Die Arme bleiben gewinkelt oben. Zehn Atemzüge lang.

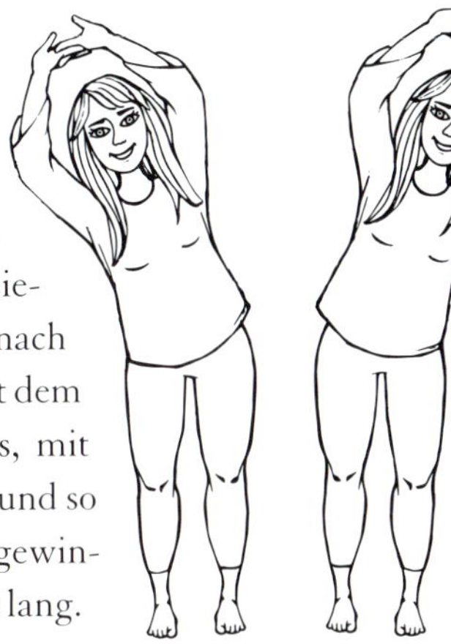

Vorbeuge: Setzen Sie sich jetzt aufrecht hin und stellen die Beine leicht angebeugt auf, ziehen Sie die Zehen an. Strecken Sie mit dem Einatmen die Arme gerade nach oben, die Handflächen sind parallel zueinander. Atmen Sie tief aus und ziehen Sie den Bauchnabel nach innen. Wieder einatmen und mit dem Ausatmen den Oberkörper nach vorne beugen, der Nacken bleibt lang. Bauch und Oberschenkel berühren sich.

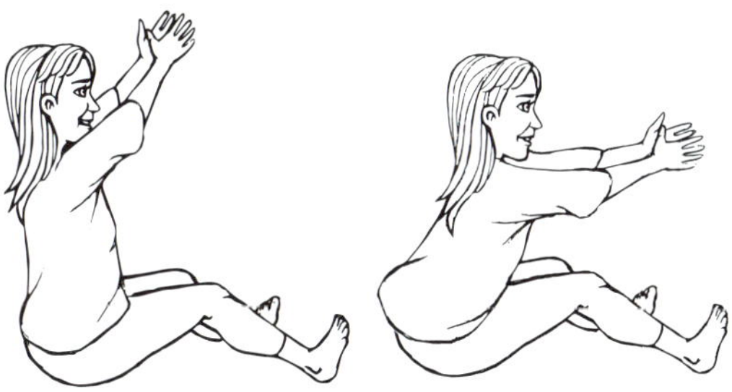

Boot 1: Jetzt legen Sie sich auf den Boden und stellen die Beine an. Atmen Sie aus, ziehen den Bauchnabel nach innen und heben Sie den Oberkörper so weit an, dass nur noch der untere Rand der Schulterblätter auf dem Boden aufliegt, der Nacken bleibt lang. Heben Sie die Beine im 90-Grad-Winkel an und ziehen Sie die Zehen zu sich. Heben Sie die Arme und strecken Sie sie aus mit den Handflächen parallel zu den Kniegelenken. Halten Sie etwa sechs Atemzüge lang und legen sich wieder lang hin.
Danach bleiben Sie noch ein wenig liegen und atmen tief durch. 1 Minute lang.

Das bringt's:

Unser Bauch kann relativ schnell Muskulatur aufbauen. Und dadurch auch Fett abbauen, was empfehlenswert ist. Die Fettzellen hier sind im Gegensatz zu den harmlosen im Unterhautfettgewebe z. B. an den Beinen stoffwechselaktiv. Das heißt, dass im Bauchfett Boten- und Entzündungsstoffe produziert werden, die uns krank machen können. Die Grenze vom Wohlfühlbauch ist schnell erreicht, bei Frauen gilt ein Umfang ab 88 cm, bei Männern ab 102 cm als gesundheitlich riskant.
Eine Yoga-Studie der Klinik für Naturheilkunde und Integrative Medizin in Essen hat gezeigt, dass Yoga zur Gewichtsabnahme am Bauch empfohlen werden kann.
Vielleicht kommen Sie mit dem Miniprogramm ja auf den Geschmack.

TIPP 6

NEIN SAGEN

Abgrenzen spart Energie und Nerven

FÜR EILIGE: Heute lassen Sie jeden Überredungskünstler abblitzen, der »eben mal schnell« etwas von Ihnen will, obwohl Ihnen das überhaupt nicht in den Kram passt. Auch wenn Sie bislang zu den gutmütigen Jasagerinnen gehört haben, die mit der ständigen Übernahme von anderer Leute Aufgaben langsam, aber sicher in den Burn-out steuern, ist damit heute Schluss. Ich zeige Ihnen drei Strategien, wie Sie sich in 7 Minuten erfolgreich schützen und NEIN sagen lernen.

Sie kennen vielleicht auch diese Phase, wenn Kinder zwischen ihrem zweiten und dritten Lebensjahr ein klares Lieblingswort haben: NEIN. Ich hatte das durch meine Zwillinge gleich doppelt und lebte in einer Wohnung mit Nein-Echos von allen Seiten. Nervig, manchmal unterhaltsam. Interessant war insbesondere, wie die beiden austesteten, wie viel Nachdruck es braucht, wie viele Wiederholungen oder welche Stimmlage, damit das Ganze fruchtete. An der Art, wie sie ihr Nein präsentierten, konnte ich auch bald erkennen, wie ernst es ihnen jetzt war mit ihrer Verweigerung. Das ist Ihre Aufgabe für heute, falls Sie zu denen gehören, die sich schwertun mit dem Neinsagen. Eins ist klar, es ist besser, es zu lernen, denn es gehört nun mal dazu und ist ein Akt der natürlichen Abgrenzung. Denn nur Sie kennen Ihre Kraft oder Zeitreserven und müssen bewusst damit umgehen, sonst kommen Sie unter Druck, und was das bedeutet, wissen wir ja. Die gute Nachricht: Wenn Sie es wie meine Zwillinge oft genug getestet haben, funktioniert und tut es sogar richtig gut.

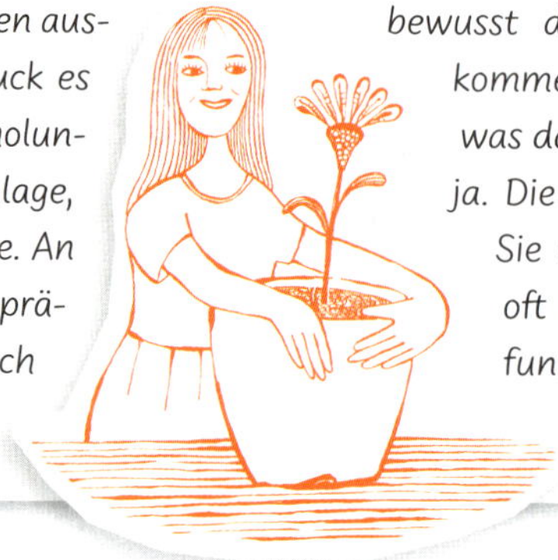

So wirkt's:

- kraftsparend
- stressabbauend
- bringt mehr Selbstbewusstsein,
- mehr Freiraum und
- mehr Respekt

+++++++ **Nur 7 Minuten?** +++++++++++++ Ja! Zum Strategien-Verinnerlichen ++++++++

So geht's:

Denken Sie daran: Sich abgrenzen ist die beste Selbsthilfemaßnahme, um weniger Stress in sein Leben zu ziehen und so ein angestrengtes Lebensgefühl oder sogar bei Dauerbelastung einen Burn-out zu vermeiden. Hier können Sie in drei Schritten lernen, »Nein« zu sagen und sich dabei okay zu fühlen:

- Wenn Sie jemand um etwas bittet, nehmen Sie sich Bedenkzeit. Bei einem großen Dienst bitten Sie sogar um eine Nacht Zeit (»Ich möchte einmal darüber schlafen«), bei einem kleineren bitten Sie um fünf Minuten. Denken Sie darüber nach, was Sie wirklich wollen und leisten können, inhaltlich wie auch zeitlich. Das macht es einfacher, hinter einem Nein (oder auch einem Ja) zu stehen.

- Wenn Sie sich sicher sind, beziehen Sie Stellung und achten Sie darauf, Ihr Nein auch körperlich auszudrücken. Das heißt: fester Stand, Schultern zurück, deutlich vernehmbare Stimme. Und: Schauen Sie Ihrem Gegenüber in die Augen. Kontraproduktiv ist: klein machen, leise sprechen. So provozieren Sie nur, dass der andere insistiert (»Na, komm schon.«).

- Machen Sie eine klare Ansage, damit Ihr Gegenüber weiß, dass Widerspruch zwecklos ist. Dafür gibt es zwei Wege, den kurzen: Sie können einem Schmeichler freundlich, aber bestimmt antworten: »Tut mir leid, aber ich kann die Tiramisu nicht machen.« Oder den langen: Zeigen Sie, dass Sie verstanden haben, warum das Erfragte wichtig ist, begründen aber, warum Sie es nicht machen können, und schließen ab mit: Es tut mir wirklich leid, aber dieses Mal geht es nicht. Übt jemand Druck auf Sie aus, können Sie Ihr »Nein« mit einem Gegenvorschlag verbinden: »Ich kann eine Eistorte aus dem Kühlregal mitbringen.«

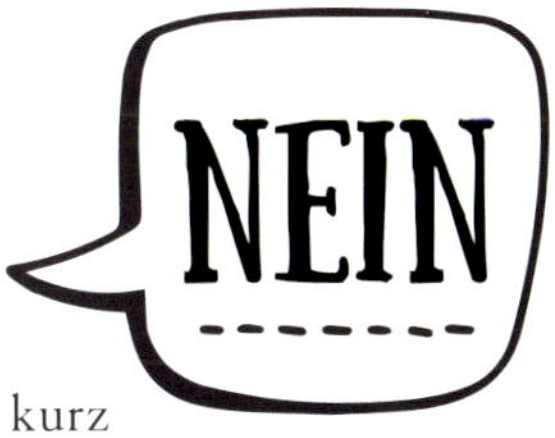

Das bringt's:

Sie kennen diese Sätze: »Ich brauch mal ganz kurz deine Hilfe.« Oder: »Du machst doch diese tolle Tiramisu. Kannst du die am Sonntag zu unserer Party mitbringen?« Oder: »Das müssen wir bis heute Abend hinkriegen, sonst war es das mit dem Folgeauftrag.« Oder: »Von loyalen Mitarbeitern erwarte ich ehrlich gesagt mehr Großzügigkeit. Wir sind doch alle füreinander da.«
Wir gehen jetzt nicht auf die Maschen ein, die sich dahinter verbergen. Sie reichen von Schmeicheln bis zu massiver Druckausübung und können vom Partner, dem Chef, den Kollegen oder Kindern ausgehen. Alle Maschen haben gemeinsam, dass sie ein Gefühl in uns auslösen, das uns nicht ehrlich antworten lässt. Dahinter verbirgt sich die Angst, abgelehnt, weniger geliebt, akzeptiert oder geachtet zu werden. Wir wollen dazugehören und nicht egoistisch wirken. Nur: Wenn wir immer ein »Okay« herauspressen, obwohl wir eigentlich keine Energie, Zeit, Lust oder Kapazitäten haben, dann führt das zu Stress mit den bekannten gesundheitlich riskanten Folgen.

TIPP 7

FUSS-SPA MIT LAVENDEL

Bad und Massage für geplagte Füße

FÜR EILIGE: Schenken Sie Ihren vielgeplagten Füßen heute mal Ihre Aufmerksamkeit. Erst nehmen Sie ein entspannendes Fußbad und dann massieren Sie Ihre Füße mit Lavendelöl. Das Tolle ist der Ganzjahreseffekt: Im Sommer hilft dieser Trick, uns abzukühlen und geschwollene Füße verschwinden zu lassen, in der kalten Jahreszeit bekommen wir warme Füße vor dem Schlafengehen. Lavendel ist eine der vielseitigsten Pflanzen, die bei dieser Anwendung vor allem gegen Erschöpfung, Angst oder Unruhe hilft und uns besser einschlafen lässt. Es ist auch prima als Einleitung zu einer Pediküre. Außer Sie schlafen vorher schon ein ☺.

Lila war früher immer meine Lieblingsfarbe, wahrscheinlich, weil ich als Kind mit meinen Eltern die Lavendelfelder in der Provence gesehen und nicht mehr vergessen habe. Eine Woge von Farbe und Duft. Das hat die Tatsache wieder wettgemacht, dass ich noch nie in meinem Leben so von Mücken zerstochen wurde wie in der Provence. Lavendel kann ja unglaublich viel. Mittlerweile gut untersucht sind die Wirkungen auf die Seele, also dass das Kraut bei Unruhe, Angst und Schlafproblemen hilft. Oder dass es beruhigend und entblähend wirkt. In alten Büchern werden aber auch Anwendungen wie heiße Bäder gegen Menstruationsbeschwerden oder niedrigen Blutdruck empfohlen. Lustig fand ich die Bezeichnung als »Pflanze für die nervösen Störungen der Damen von hoher Geburt«. Die heutige Anwendung ist einfach und tut gut, genießen Sie sie.

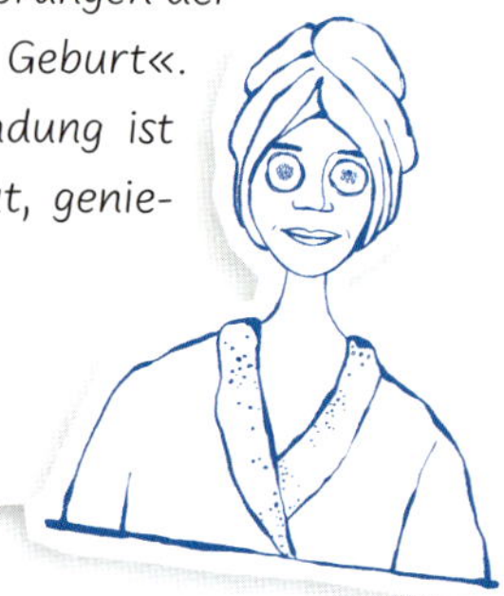

So wirkt's:

- entspannend und schlaffördernd
- wärmend oder abschwellend und kühlend
- gegen Kopfschmerzen, Angst und Erschöpfung
- für gepflegte Füße

++++++ **Nur 7 Minuten?** +++++++++ Nehmen Sie das Fußbad statt der abendlichen Dusche … +

So geht's:

ZUTATEN

- 5 Tropfen Lavendelöl in etwas Öl oder Körpercreme verrührt
- eine große Schüssel/Eimer oder Babybadewanne

ANLEITUNG

- Eine große Schüssel im Sommer mit kaltem und im Winter mit warmem Wasser füllen. Wählen Sie die Temperatur, wie sie Ihnen gerade guttut. Tauchen Sie Ihre Füße ein und bleiben Sie eine Weile darin.
- Dann mischen Sie in einer kleinen Schüssel 5 Tropfen Lavendelöl mit ein wenig Creme oder Körperöl und kneten Ihre Füße mal richtig durch.
- Danach die Beine für 30 Minuten hochlegen oder ab ins Bett. Wirkt abschwellend und erfrischend.

Das bringt's:

Der bittersüße Duft von *Lavendula angustifolia*, wie das blauviolett blühende Kraut medizinisch genannt wird, erinnert die meisten von uns an sonnendurchflutete Sommermonate. Denn im Mittelmeerraum, in Italien, Spanien und besonders in Südfrankreich, gedeihen die gestrüppartigen holzigen Pflanzen mit ihren ährenförmigen Blüten besonders gut. Rund um die Stadt Grasse verströmen die riesigen Lavendelfelder dort vor allem im Juli und August ihren intensiven Duft, den die Pflanzen ihrem Inhaltsstoff Linalool zu verdanken haben, der auch in anderen ätherischen Pflanzenölen wie bei Thymian oder Melisse vorkommt.

Im alten Rom schätzte man entspannende Lavendelbäder, bei den Patrizierfamilien wurde die Wäsche in Lavendelwasser sauber geschrubbt. Dies verhalf dem Lavendel auch zu seinem Namen (aus dem Lateinischen »lavare« = »waschen«). Seit dem Bestseller der Kräutermedizin »Macer floridus«, der um 1070 erschien, verbreitete sich der winterfeste Echte Lavendel als Zier- und Heilpflanze in Klöstern und später in privaten Gärten. Doch der Lavendel ist nicht nur eine hübsche Zierpflanze, sondern ein Heilkraut, das sich in der traditionellen Naturheilkunde durchgesetzt hat. In erster Linie ist es ein hervorragendes Beruhigungsmittel für gestresste Nerven. Nicht umsonst heißt der Lavendel im Volksmund auch Nervenkräutel oder Balsamblümli. Lavendel enthält neben Linalool auch Linalylacetat, Campher und Cineol. Das macht das Kraut zu einem erprobten Heilmittel gegen Erschöpfungszustände oder Nervosität.

Lavendel entspannt nicht nur strapazierte Füße, sondern leitet die Wirkstoffe der ätherischen Öle über die Nervenbahnen durch den gesamten Körper. Auch zum Entfernen von Hornhaut und Schrunden ist ein Fußbad vor der Behandlung perfekt. Bei Fuß- und Nagelpilz kann das ätherische Öl des Lavendels helfen, denn die Inhaltsstoffe haben auch antibakterielle und antimykotische (pilzabtötende) Eigenschaften. Außerdem durchwärmen Fußbäder den ganzen Körper und fördern so einen ruhigen, ausgeglichenen Schlaf.

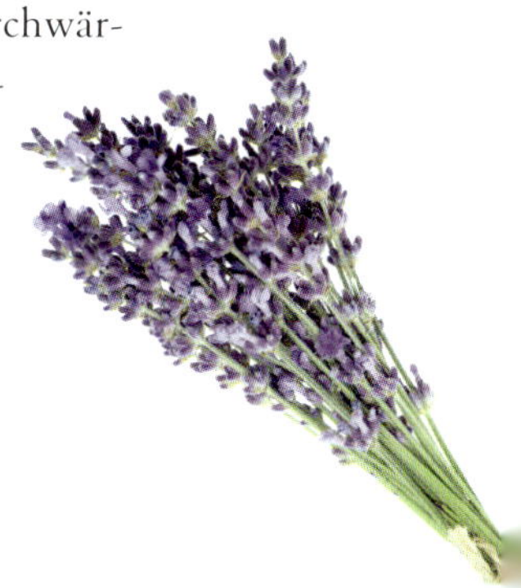

++++++ und die 7 Minuten für eine kleine Massage mit Lavendelöl. ++++++++++++++++++++++++++

ANKERTAG

Die sechste Woche ist vermutlich auch sehr schnell vorbeigegangen, und ich hoffe, Sie haben es geschafft, aus den sieben Lebensstilbereichen jeweils einen Tipp auszuprobieren, und auch einen oder mehrere gefunden, die in Zukunft Ihren Alltag bereichern werden. Wenn Sie spontan an die Tipps dieser Woche denken: Welchen fanden Sie super, welchen okay oder blöd? Kreuzen Sie den entsprechenden Smiley an:

TIPP 1 **Gesundheit: Tasse Kaffee der Natur**
Das kalte Armbad für zwischendurch (Seite 124)

TIPP 2 **Mind-Body-Medizin: Sing deinen Song**
Gute Laune garantiert (Seite 126)

TIPP 3 **Ernährung: Veganes Experiment**
Pflanzenkost mit Genussfaktor (Seite 128)

TIPP 4 **Selbstreflexion: Wunderfrage**
Probleme lösen durch Perspektivenwechsel (Seite 130)

TIPP 5 **Bewegung: Bauch-weg-Yoga**
Asanas für eine flache Mitte (Seite 132)

TIPP 6 **Ich & Du: Nein sagen**
Abgrenzen spart Energie und Nerven (Seite 134)

TIPP 7 **Schönheit: Fuß-Spa mit Lavendel**
Bad und Massage für geplagte Füße (Seite 136)

Schauen Sie auch noch mal auf die letzten fünf Wochen: Woche 1 (Seite 13 ff.), Woche 2 (Seite 35 ff.), Woche 3 (Seite 57 ff.), Woche 4 (Seite 79 ff.) und Woche 5 (Seite 101 ff.). Und notieren Sie sich hier, welche Tipps Ihnen besonders lagen. Was werden Sie weitermachen? Welchen Tipp fanden Sie mittelgut, aber wollen ihm noch mal eine Chance geben?

RÜCKBLICK

Hier können Sie notieren, welche der Tipps Ihnen gut gefallen haben und welche weniger. Notieren Sie Ihre Erfahrungen in dieser Woche.

Diese/r Tipp/s hat/haben mir am besten gefallen/richtig gutgetan, weil …

Ich baue diese/n Tipp/s auch in der nächsten Woche wieder ein. (Notieren Sie hier den Tag und vielleicht auch die Uhrzeit.)

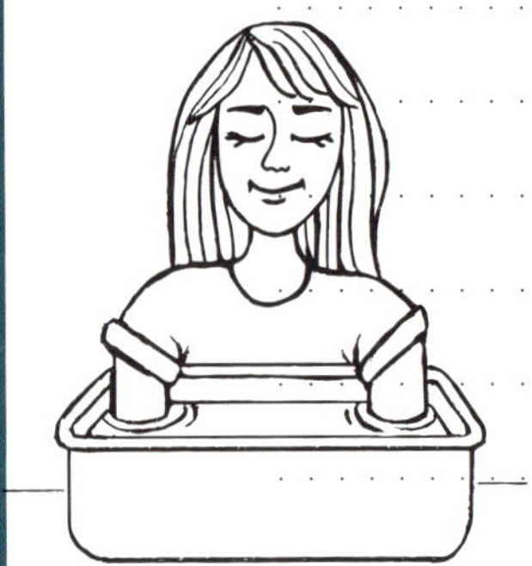

Diese/n Tipp/s versuche ich vielleicht irgendwann noch mal:

. . . .

. . . .

. . . .

. . . .

. . . .

. . . .

. . . .

. . . .

. . . .

. . . .

. . . .

Blöd war/en diese/r Tipp/s, weil …

. . . .

. . . .

. . . .

. . . .

. . . .

. . . .

. . . .

. . . .

. . . .

. . . .

. . . .

Das habe ich jetzt schon regelmäßig eingebaut:

. . . .

. . . .

. . . .

. . . .

Meine Ideen dazu:

. . . .

. . . .

. . . .

. . . .

. . . .

. . . .

EXTRATIPP BEWEGUNG: BIGFOOT

Für diese tolle Übung, die ideal ist, wenn Sie länger gesessen haben, brauchen Sie nur einen Tennisball. Legen Sie diesen auf den Boden und setzen Sie einen nackten Fuß mit dem Fußballen darauf. Verlagern Sie nun Ihr Gewicht mehr auf diesen Fuß und rollen Sie auf dem Tennisball nach vorne, sodass er sich in Richtung Ferse bewegt. Führen Sie die Übung für etwa drei Minuten aus und wechseln Sie dann den Fuß. So aktivieren Sie die Plantarfaszie, die von der Ferse zu den Zehenballen verläuft.

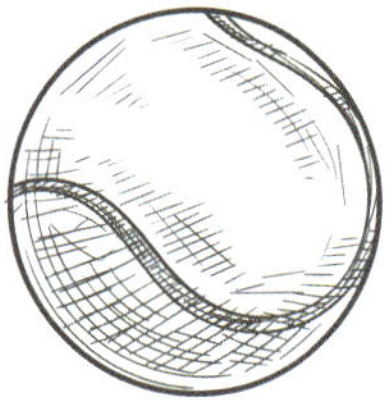

VORBEREITUNG FÜR WOCHE 7

Diese Utensilien brauchen Sie für die Tipps in der siebten Woche:

- einen Wecker / eine Uhr mit Timer
- einen Tisch und zwei Stühle
- Stift und Zettel
- Buntstifte

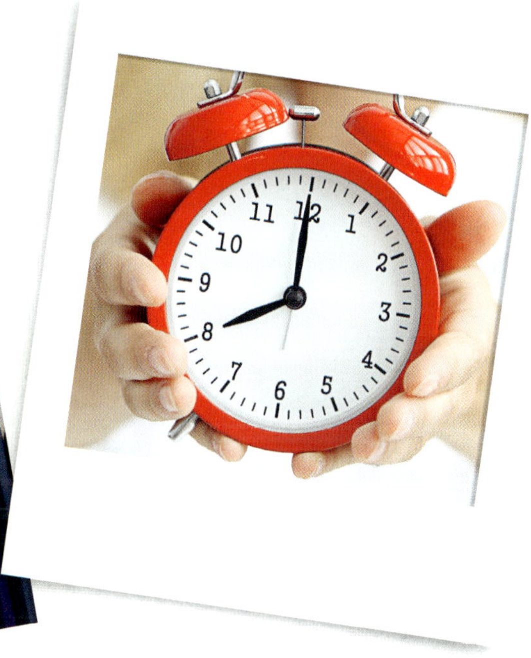

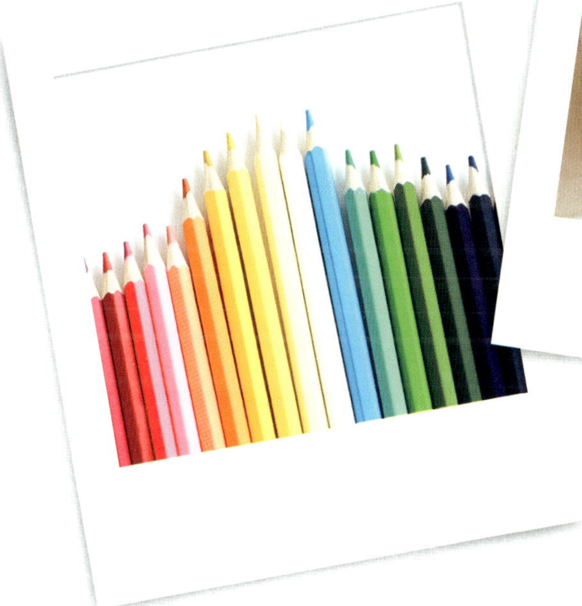

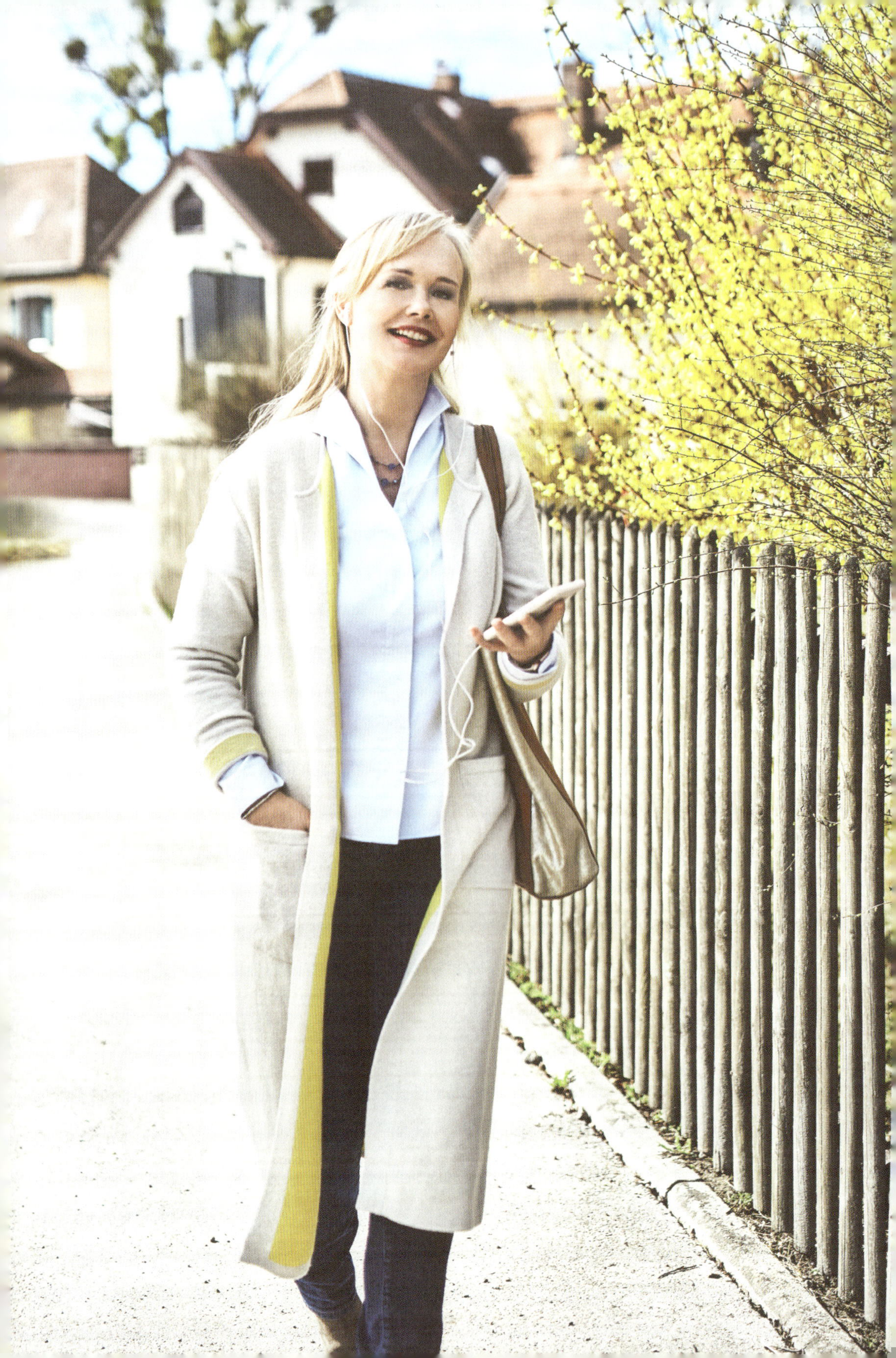

WOCHE

7

Ist es schon so weit? Woche 7 bricht an mit zwei tollen Übungen für müde Augen, einem Spaziergang im Grünen, der Ihre Sinne weit öffnet, einer Einladung zum Intervallfasten, einer Übung in stoischer Gelassenheit, einem alltagstauglichen Ausdauertraining, Gesprächen für die Liebe und einem Malexperiment, um Ihre innere Schönheit zum Erblühen zu bringen.

TIPP 1

SEHKRAFTVERSTÄRKER

Übungen für müde Augen

FÜR EILIGE: Mit nur 7 Minuten Work-out für die Augen können Sie Ihre Sehkraft wesentlich stärken und trockenen Augen vorbeugen. Heute gibt's eine Two-in-One-Übung: Mit der ersten trainieren Sie die innere Augenmuskulatur, die für das Scharfstellen zuständig ist, und die äußere Muskulatur, die die Augenbewegungen ermöglicht. Die zweite Übung tut einfach gut, denn sie macht steif gewordene Augenmuskeln locker und befeuchtet die Augen.

Ich hätte da eine neue Problemzone für Sie! Nein, nicht die, die die meisten von uns als Erstes nennen würden: der Po, die Oberarme, der Bauch, nein, weit gefehlt: Die Augen! Warum, ist klar: Viele von uns verbringen heute täglich viel Zeit vor dem Computer oder dem Smartphone. Kleine Schrift, schwarz auf weiß, oft zu nah und viel zu lange angestarrt. Diese Überlastung unserer bewimperten Sinnesorgane kann tatsächlich Folgen haben: Die Sehleistung wird geschwächt, wir bekommen brennende, trockene Augen oder sogar Kopfschmerzen. Dabei müssen wir gar nicht viel tun, um dem vorzubeugen. Heute habe ich daher zwei Augenübungen zusammengestellt, mit denen ich selbst gute Erfahrungen gemacht habe und die Sie leicht in Ihren Arbeitsalltag integrieren können. Viel Spaß mit dem Augenyoga und dem Klimper-Work-out.

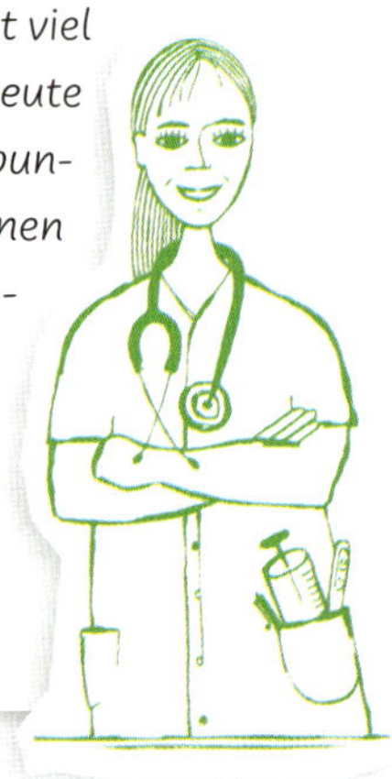

So wirkt's:

- Training der inneren und äußeren Augenmuskulatur
- Befeuchtung der Augen, hilft gegen das Sicca-Syndrom
- Verbesserung der Sehkraft, hilft gegen Kurzsichtigkeit/Glaukom
- Lockerung der Augenmuskulatur und Vorbeugen von Kopf-/Nackenschmerzen

So geht's:

AUGENYOGA

- Legen Sie Ihre Brille ab, falls Sie eine tragen.
- Blicken Sie zuerst weit nach rechts, halten Sie kurz, dann nach links – halten, nach oben – halten – und nach unten – halten.
- Verbinden Sie die Bewegungen zu einem Kreis und wiederholen Sie das langsame Kreisen fünfmal in beide Richtungen.

++++++++++ **Nur 7 Minuten?** ++++++++ Ja, die beiden Übungen wiederholt durchführen! ++

- Halten Sie nun einen Daumen zehn Zentimeter vor die Augen, fixieren Sie ihn und wiederholen Sie von da aus die Übung.

KLIMPER-WORK-OUT

- Weiter geht's: »Klimpern« Sie mit Ihren Augenlidern, so schnell es geht. Bleiben Sie dabei aber locker. Das Ganze machen Sie etwa eine Minute lang.
- Sie werden spüren, dass sich ein feiner Tränenfilm über Ihre Augen legt, das tut gut. Schließen Sie nach dieser Übung die Augen für eine Weile und genießen Sie das Gefühl der Entspannung.

Das bringt's:

Insbesondere die Kurzsichtigkeit, der grüne Star und das Sicca (trockenes Auge-Syndrom) wie auch Computerkopfschmerz sind Erkrankungen, die wir durchaus so beeinflussen können. Das finde ich verblüffend!

- Hilft gegen Kurzsichtigkeit: Damit wir scharf sehen können, muss die Augenlinse immer wieder ihre Form ändern. Diese Fähigkeit nennt man Akkommodation. Sitzen wir stundenlang vorm Computer, bedeutet das für den Glaskörper im Auge, dass er sich länglich verformen muss. Tut er das zu lange, kann das zur Kurzsichtigkeit (Myopie) führen, wo der Glaskörper dauerhaft zu länglich ist. Bei uns betrifft das mittlerweile ein Drittel der Deutschen. In Asien ist es noch viel drastischer: In städtischen Regionen wie Singapur oder Hongkong, wo Menschen extrem viel Zeit an Computern verbringen, brauchen 60 Prozent der Bevölkerung eine Brille, Studenten bereits zu 90 Prozent! Und das innerhalb von zwei Jahrzehnten, wodurch klar ist, dass dies kein genetisches Problem sein kann. Starke Kurzsichtigkeit wiederum begünstigt das Entstehen eines Glaukoms, bei dem meist der Augeninnendruck erhöht ist, bis hin zur Erblindung.
- Hilft gegen das trockene Auge (Sicca-Syndrom): Normalerweise blinzeln wir 10- bis 15-mal pro Minute und befeuchten damit das Auge, starren wir in den Computer, sinkt die Frequenz unseres Lidschlages gerade mal auf die Hälfte. Zeit für das »Klimper-Work-out«.
- Hilft gegen Computerkopfschmerz: Werden Augenmuskeln stark angestrengt, kann Kopfschmerz entstehen. Auch dagegen hilft das Augenyoga!

Der Gründervater des Augentrainings, der Augenarzt William Bates, vertrat schon in den 1920er-Jahren die Auffassung, dass man mit regelmäßigem Sehtraining bis ins Alter ohne Brille auskommen könne. Heute weiß man, dass auch regelmäßiger Sport, gute Beleuchtung und ein Mindestabstand von 30 Zentimetern zu Bildschirm oder Buch Kurzsichtigkeit vorbeugen helfen.

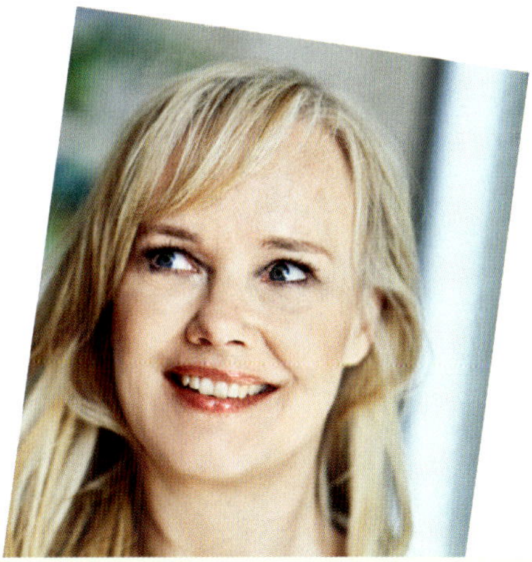

+++++ **Nur 7 Minuten?** +++++++++ Ja, die beiden Übungen wiederholt durchführen! +++++++

TIPP 2

AB IN DEN WALD!

Tiefenentspannung unter Bäumen

FÜR EILIGE: Wenn Sie mal wieder den Wald vor lauter Bäumen nicht sehen, Ihr gestresstes Herz bis zum Hals schlägt und Sie denken: Gleich dreh ich durch oder werde depressiv, dann hilft vor allem eines – aber das gegen alles: Waldbaden! Nehmen Sie die extra 7 Minuten heute für einen kurzen geruhsamen Ausflug in den Wald.

Als Kind fand ich Wälder unheimlich, sie waren tief, und ich vermutete das Schlimmste in ihnen. Werwölfe, Hexen, Gnome und auch Rumpelstilzchen kommen ja bekanntlich aus einem finsteren Wald. Nur dass es finstere Wälder irgendwie gar nicht mehr gibt. Im Gegenteil, oft schlängeln sich hübsche Wanderwege durch ordentlich gepflanzte Bäume, ich vermute, alle meine Kindheitsmonster mussten inzwischen auswandern auf der Suche nach einem Wald, in dem man sich noch verstecken und kleine Kinder erschrecken kann.

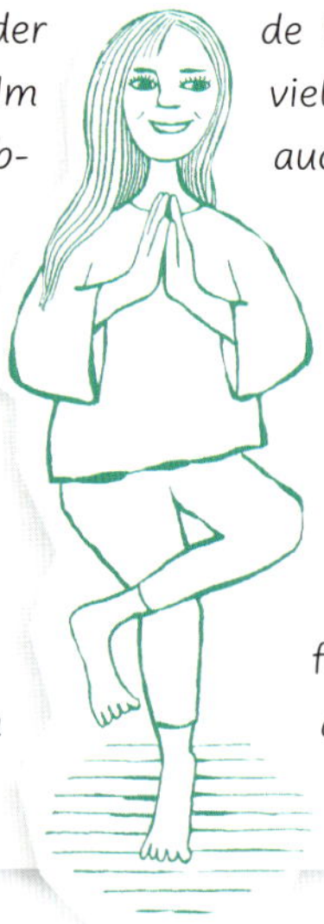

Bei der heutigen Aufgabe können Sie nix falsch machen, beim Waldbaden geht es »nur« darum, in den Wald zu gehen und im Gehen oder stillen Sitzen mit offenen Sinnen Langsamkeit zu üben. Ja, ich weiß, das ist manchmal schon schwierig genug. Das Verblüffende ist, so verlangsamt werden Sie viel Neues im Wald entdecken, aber auch den Kopf frei bekommen, Sie finden inneren Frieden, schärfen Ihre Sinne und vertiefen Ihre Intuition für das, was Ihnen guttut und was weniger. Wichtig ist dabei: an nichts »Wichtiges« denken oder gar durchdiskutieren. Wenn Stressgefühle aufkommen, ruhig weiteratmen und den Blick zurück auf den Wald lenken.

So wirkt's:

- Blutdruck und Herzfrequenz normalisieren sich
- Stresshormone wie Adrenalin und Cortisol sinken nachweislich
- das Immunsystem wird gestärkt durch vermehrte Produktion von Abwehrzellen
- die Stimmung hebt sich
- die Tatkraft nimmt zu

+++++ **Nur 7 Minuten?** +++++++ 7 Minuten, um den nächsten Wald ausfindig zu machen ++++

So geht's:

- Wählen Sie den Tag in dieser Woche, an dem Sie mal rauswollten, aber diesmal geht es in den Wald, egal ob die Sonne scheint, es regnet oder schneit. Entdecken Sie den Wald (wieder), das geschieht ganz einfach, indem Sie mit wachen Sinnen und ganz ruhig langsam und ziellos durch den Wald schlendern. Waldbaden können Sie alleine oder mit Ihrer besten Freundin oder Ihrem Partner oder auch mit Ihren Kindern, die oft die geborenen Waldbader sind.
- Die 7-Minuten-Variante geht so: Suchen Sie sich einen schönen Platz im Grünen, an dem Sie eine Weile bleiben möchten. Setzen Sie sich und warten Sie ab, was passiert – an diesem Ort zum Wahrnehmen, Lauschen, Schauen, Riechen, Fühlen …

Das bringt's:

Schönheit, Schatten, reine Luft, Stille, Düfte – das alles ist der Wald und noch viel mehr. In Japan und den USA ist Waldbaden – Shinrin Yoku oder Forest Bathing – schon länger bekannt und in Japan und Südkorea sogar von den staatlichen Gesundheitsbehörden als Therapieform anerkannt. Langsame Spaziergänge durch den Wald, verbunden mit Achtsamkeits- oder Atemübungen oder kleinen Meditationen sind die wichtigsten Faktoren dieser Therapieform, mit der Stress- und Zivilisationserkrankungen begleitend behandelt und ihnen vorgebeugt werden kann. Mittlerweile widmen sich auch die Wissenschaften dem Waldbaden, und es gibt universitäre Ausbildungswege für Wald- und Klimatherapeuten.

Einer der wichtigsten japanischen Forscher von Shinrin Yoku ist Dr. Qing Li, Professor an der Nippon Medical School in Tokyo und Präsident der im Jahr 2007 gegründeten Japanischen Gesellschaft für Waldmedizin. Er hat zahlreiche Studien vorgelegt, die die Wirkung von Waldbaden auf die Psyche, das Stressempfinden und das Immunsystem belegen. Insbesondere konnte er die Wirkung regelmäßigen Waldbadens als effiziente Vorbeugemaßnahme für stressassoziierte Beschwerden (Herz- und Kreislaufbeschwerden, Stoffwechselstörungen, Autoimmunerkrankungen und sogar Krebs) nachweisen. Menschen, die krank sind, brauchen zum Beispiel weniger Schmerzmittel, wenn sie die Möglichkeit haben, einen Wald aufzusuchen. Unterwegs unter Bäumen atmen wir außerdem die ätherischen Öle des Waldes, die Phytonzide, ein, die unsere Immunabwehr unterstützen.

Auch Patienten mit Depressionen hilft das Waldbaden, sie benötigen danach weniger Medikamente. Wer häufig ins Grüne blickt, hat seltener Kopfweh. Kinder sind umso besser in der Schule, je mehr Grün sie von ihrem Fenster aus sehen.

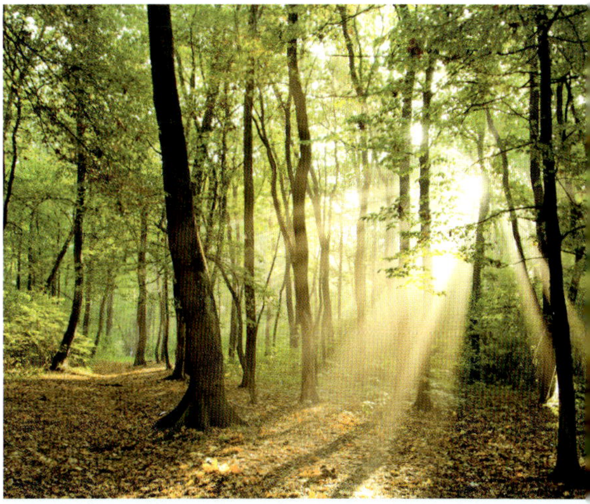

TIPP 3

INTERVALLFASTEN

Gesunde Essenspausen planen

FÜR EILIGE: Essenspausen oder Intervallfasten ist der Nicht-Ernährungstrend schlechthin. Kaum einer Methode im Zusammenhang mit Essen und Nicht-Essen werden so viele gesundheitliche Benefits nachgesagt, was mittlerweile auch gut wissenschaftlich belegt ist. Manch einer nimmt so sogar langsam, aber sicher ab. Das Gute daran: Es gibt verschiedene Esspausenintervalle, die man optimal auf seine Bedürfnisse und seinen Alltag anpassen kann. Heute verwenden Sie deshalb Ihre 7 Minuten darauf zu überlegen und zu planen, mit welchem Intervall Sie vermutlich am besten klarkommen und loslegen wollen.

Irgendwann ist sie dann auch über mich drübergeschwappt, die Intervallfastenwelle. Nicht nur auf dem Papier, sondern im richtigen Leben und fast jeden Tag. Ich bin ja eher geneigt, mir Essen niemals verbieten zu lassen, und die Vorstellung, tagelang nichts essen zu dürfen, ist mir unheimlich. Obwohl ich die ganzen begeisterten Berichte und Fakten, die für das Fasten sprechen, durchaus wohlwollend aufnehme. Intervallfasten ist anders, es bringt vermutlich auch nicht so viel, aber durchaus etwas. Und am Morgen aufs Essen zu verzichten, fällt mir nicht schwer. Nachts schlafe ich ja eh, also ist das meine Version, nur essen von 12 Uhr bis 20 Uhr. Wenn es am Wochenende ein großes Familienfrühstück gibt, halte ich mich an die fünf Stunden nix essen zwischen den Mahlzeiten. Auch das fluppt. Ich persönlich habe festgestellt, dass ich dadurch morgens mehr Energie habe, nicht weiter zunehme und mich mittags richtig aufs Essen freue. Finden Sie raus, was zu Ihnen passt, und los geht's.

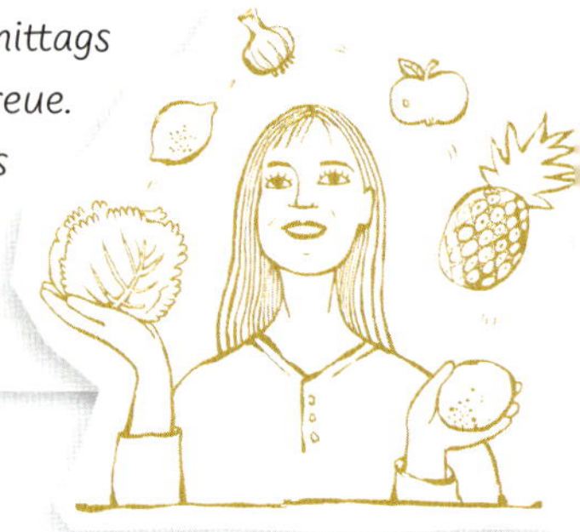

So wirkt's:

- den Stoffwechsel ausbalancierend
- blutdrucksenkend
- gehirnschützend
- das Gewicht normalisierend
- verjüngend

++++ **Nur 7 Minuten?** +++++++++ 7 Minuten Überlegungszeit, welche Kurzzeitfastenform … +++

So geht's:

- Gönnen Sie Ihrem Körper wieder jene Ruhezeiten vom Essen, die er eigentlich braucht. Denn wir sind von unserer Biologie her darauf programmiert, dass wir pausieren müssen, damit der Stoffwechsel rundläuft. Sie können das – sofern Sie gesund sind – auf verschiedene Weisen umsetzen, wie es am besten zu Ihnen und Ihrem Alltag passt:

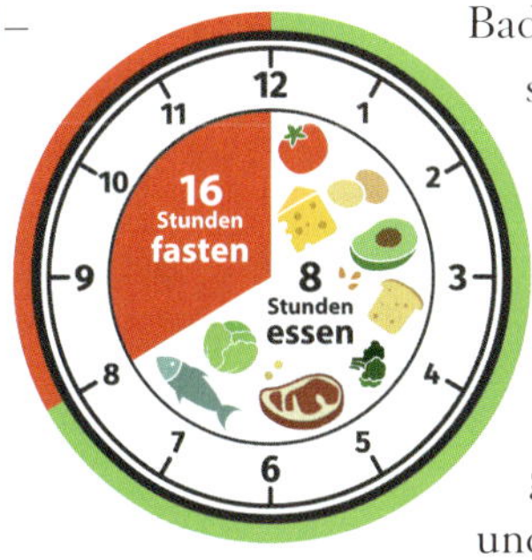

- **Fünf Stunden Pause zwischen drei Mahlzeiten:** Das senkt den Insulinspiegel nach dem Essen wieder auf ein normales Maß, und Sie schulen Ihr gesundes Hunger-/Sättigungsgefühl.

- **5 : 2:** Man wählt zwei beliebige, nicht aufeinanderfolgende Tage in der Woche aus, an denen man fastet, ansonsten kann man machen, was man will. An den Fastentagen dürfen Frauen maximal 500 kcal in Form von eiweißreichen Milchprodukten, Obst und Gemüse zu sich nehmen und Männer 600 kcal.

- **16 : 8:** ein beliebtes Fastenintervall aus der Reihe des Time Restricted Eating (also zeitlich begrenztes Essen), bei dem Essenspausen von 14, 16 oder auch 18 Stunden Fasten möglich sind. Meist wird dabei das Abendessen weggelassen, die im Schlaf verbrachten Stunden dazuaddiert und danach wieder gegessen.

Das bringt's:

Wir Menschen machen es uns gerne einfach. Das gilt auch fürs Abnehmen. Man soll schnell ein Ergebnis auf der Waage und im Spiegel sehen. Dafür quält man sich zwischen Weihnachten und den Sommerferien, um wieder in einen Bikini oder die Badehose zu passen, ohne dass man ständig die Luft anhalten muss. Das Problem bei vielen Diäten: Der Körper reguliert in Hungerzeiten seine Stoffwechselleistung herunter. Das macht Sinn. So kann er nämlich länger von seinen Vorräten leben und kommt mit viel weniger Energie aus als zuvor. Deshalb kehrt der gewohnte Körperumfang auch wieder brav zurück nach den Sommerferien, gerne mit ein paar Pfunden mehr im Gepäck (das nennt man dann Jo-Jo-Effekt, obwohl Jo-Jos bei mir im Gegensatz zu Pfunden nicht so zuverlässig zurückkehren).

Was hilft, ohne dass es zu sehr schmerzt, sind Essenspausen. Im Tierversuch wurde schon vor Längerem nachgewiesen, dass Fasten gesünder und schlanker macht und die Tiere sogar länger leben.

Die Grazer INTERFAST-Studie hingegen konnte sogar beim Menschen zeigen, dass Intervallfasten nicht nur beim Abnehmen helfen kann, sondern sich auch positiv auf den Blutdruck auswirkt. Weitere Studien gaben Hinweise darauf, dass Fasten Risikofaktoren für Herzerkrankungen senkt, bei Diabetes und sogar während einer Chemotherapie positiv wirkt.

TIPP 4

STOISCH GEHT'S BESSER

Gelassenheit üben

FÜR EILIGE: Wer wäre nicht gerne meist frei von störenden emotionalen Schwankungen und bewahrte auch in schwierigen Situationen einen kühlen Kopf? Schulen Sie heute mit ein paar Grundregeln aus der antiken stoischen Lehre den Blick auf Ihre Gefühle, Erwartungen und Handlungen und probieren Sie, »standzuhalten, ruhig und gelassen zu bleiben« und diese Haltung über den Tag zu bewahren. Lesen Sie dazu, was es bedeutet, wie ein Stoiker zu denken und machen Sie sich Notizen, welche konkreten Situationen Sie dadurch heute anders gestalten können.

Ich flippe gerne mal aus. Schreie, maule oder tobe wie Rumpelstilzchen. Weil sich der Traubensaft über die frische Tischdecke ergießt, der Hund den Lederstuhl angeknabbert hat, mein Mann seine alten Socken wieder neben den Wäschepuff schmeißt, der letzte Zug doch nicht mehr geht und so weiter. Am heftigsten allerdings ärgere ich mich über mich selbst, weil ich einfach nicht locker bleiben kann und immer noch nicht perfekt bin – kennen Sie das auch? Und jetzt fangen meine Kinder genauso an, aber das ganze Gemecker hoch 3, das halte ich manchmal nicht aus. Also erinnerte ich mich an meinen Latein- und Altgriechischunterricht. Abgesehen vom nervigen Vokabellernen, habe ich mich damals schon gewundert, was die alten Griechen und Römer so draufhatten und vor allem, dass sie vor über 2000 Jahren ganz ähnliche soziale Probleme hatten wie wir. Das relativierte meinen damals pubertären Weltschmerz. Deshalb nehme ich Sie heute mit in die Gedanken-Welt der Stoiker.

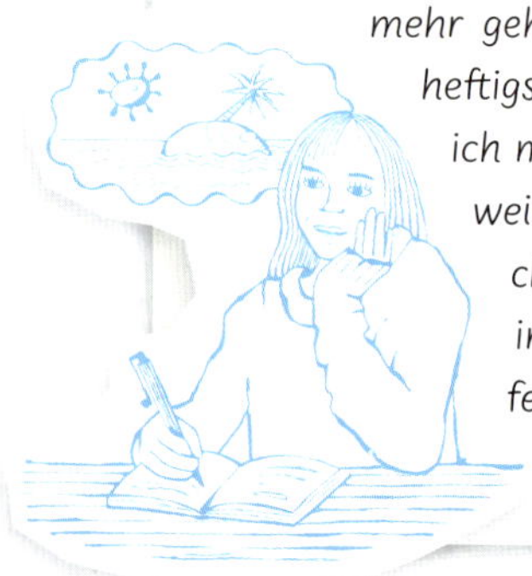

So wirkt's:

- bringt mehr Gelassenheit
- weniger Enttäuschung
- klügeres Handeln durch Reflexion
- ein mitmenschlicheres und erfüllteres Leben

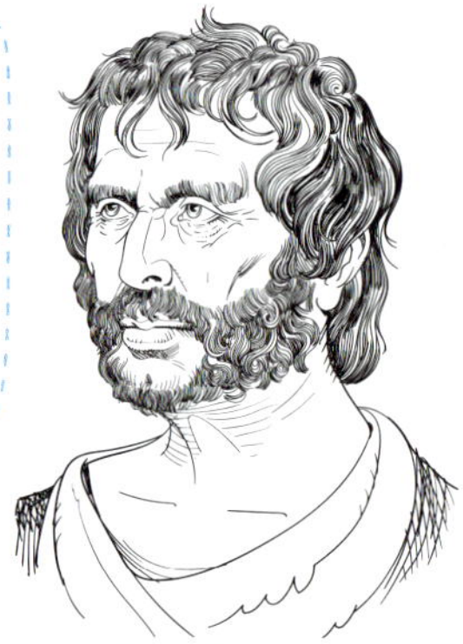

So geht's:

MATERIAL

Einen Stift und einen Zettel

ANLEITUNG

Die stoische Philosophie war zu Zeiten der römischen Antike eine Anleitung, um mit dem Leben in unruhigen Zeiten klarzukommen. Kein Wunder, dass die Lehren des Philosophen Seneca und des römischen Kaisers Marc Aurel auch heute so aktuell sind. Lesen Sie sich die Lebensphilosophien durch, beantworten Sie die Fragen für sich in Gedanken oder schreiben Sie die Antwort in Stichpunkten auf und nehmen sie mit in den Tag.

Packen Sie es an!

Grundgedanke der stoischen Philosophie ist, dass der Mensch jede seiner Aufgaben angehen sollte, anstatt ihnen aus dem Weg zu gehen. Produktiv zu sein ist wichtig, erfüllend und sogar die Voraussetzung, um sich wohlzufühlen. Dabei sollte man präsent sein, nur im Moment, denn die Vergangenheit ist vorbei, die Zukunft noch nicht da. Nur das Jetzt zählt.

Gibt es etwas, das Sie vermeiden wollen, aber heute anpacken könnten? Wie würden Sie sich dann heute Abend fühlen?

Das Hindernis ist der Weg.

Hindernisse sind nichts, was man vermeiden sollte. Sie sind dazu bestimmt, bewältigt zu werden, und bewirken, dass wir Fortschritte machen und daran wachsen. Sie gehören zum Leben dazu und bringen uns zum Erfolg.

Was empfinden Sie gerade als Hindernis? Lehrt das Hindernis Sie etwas Neues?

Sie machen Ihre Gedanken und Emotionen selbst!

Die Handlungen anderer, das Wetter und die Vergangenheit sind Dinge, die wir nicht ändern können. Allerdings entscheiden wir, welche Gedanken und Emotionen wir dazu haben und ob und wie wir darauf reagieren.

Was regt Sie immer wieder auf? Wie könnten Sie heute anders reagieren, wissend, dass Sie der Chef Ihrer Gedanken und Gefühle sind?

Es ist nicht wichtig, was andere denken.

Wir neigen dazu, uns selbst mehr zu schätzen als andere, aber wir kümmern uns mehr um die Meinungen anderer als um unsere eigenen Meinungen. Beeindrucke dich selbst und mache dir keine Sorgen darüber, ob alle anderen beeindruckt sind.

Wessen Meinung ist wirklich wichtig für mich? Welche sollte ich besser ignorieren?

Das bringt's:

Sich mit einer Lebenshaltung wie die der Stoiker auseinanderzusetzen, bringt uns dazu, unser Verhalten zu reflektieren. Und unsere Werte zu überprüfen. Heutzutage ist eher Chillen angesagt, und wir sind extrem von Werbung und äußeren Faktoren beeinflusst in einer visuellen Welt, in der vieles eher durch marktwirtschaftliche Interessen getrieben ist als durch mitmenschliche. Wollen wir das wirklich? Oder was zählt für uns? Ich vermute, es ist heilsam, das immer mal zu überdenken.

++ und dadurch heute vielleicht etwas anders zu handeln, zu fühlen und gelassener zu sein. +++++++++

TIPP 5

SCHRITTE SAMMELN

Alltagstaugliches Ausdauertraining

FÜR EILIGE: 30 Minuten Bewegung pro Tag empfehlen Experten und haben dafür viele Gründe. Bewegung hilft, vielen Erkrankungen vorzubeugen, und lässt uns sogar länger leben. Nur: Wie kann man mehr Bewegung in den Alltag einbauen? Mein Tipp für heute: Besonders viele Schritte kann man beim Telefonieren erreichen. Verbringen Sie heute mindestens ein, wenn nicht mehr Telefonate, bei denen Sie nicht mitschreiben müssen, im Gehen.

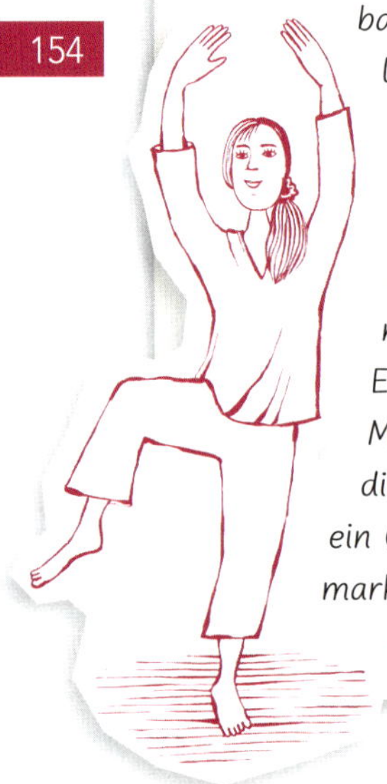

Australien ist das Land der Weite, und das stimmt sogar für das eigene Haus. Weil Grund günstig zu haben ist und man nicht viel heizen muss, wird anders gebaut als hier: flach und weitläufig. Da war ich beim Aufräumen schon eine Weile unterwegs. Dann war noch die Versorgung der Tiere dran: Die Pferde und Hühnerställe waren am anderen Ende des Grunds, locker 300 Meter weg. Die Mülltonnen an die Straße zu bringen, war wie ein Gang zum nächsten Supermarkt. Aus Neugier begann ich, per App meine Schritte zu zählen, und war verblüfft: 10000 am Tag kamen locker zusammen. Wenn ich die Kinder zur Schule brachte, waren es oft über 15000, und ich fühlte mich gut dabei. Meine Knie schmerzten nicht mehr, mein Rücken war tipptopp, ich war fit. Zurück in Deutschland war ich ganz schnell nur bei 5000 Schritten. Was mir geholfen hat, hier wieder mehr zu gehen, ist meine Empfehlung für heute: Laden Sie sich eine kostenlose App auf Ihr Telefon, damit Sie sehen, wie viel Sie sich bewegen, und dann überlegen Sie, welche Gespräche nicht am Schreibtisch oder gar auf dem Sofa stattfinden müssen. Dann laufen Sie zügig los. Und manche Gesprächspartner laufen sogar mit.

So wirkt's:

- die Lebenserwartung erhöht sich
- stärkt Herz, Kreislauf und Hormonhaushalt
- der Blutdruck sinkt bei zunehmendem Trainingszustand
- der Energiebedarf erhöht sich
- verbessert die Fitness und die Ausdauer

+++++++ **Nur 7 Minuten?** +++++++++ 6 Minuten, um eine App auf Ihr Handy zu laden, … ++++

So geht's:

- Wenn Sie nicht schon einen Schrittzähler am Handgelenk tragen, dann laden Sie sich heute eine der kostenlosen Apps auf Ihr Telefon herunter und beobachten mal Ihre tägliche Schrittzahl. Gute kostenlose Apps finden Sie hier:

  Schrittzähler – Gratis Pedometer & Kalorienzähler ist praktisch, weil er Ihre Schritte nicht per GPS trackt, sondern mit einem eingebauten Sensor. Das spart Akku! Außerdem misst er die verbrannten Kalorien, Laufentfernung sowie die Zeit.

  StepsApp macht aus Ihrem Handy einen unkomplizierten Schrittzähler. Sie legen Ihr Tagesziel selbst fest und sehen beim Öffnen der App, wie viel Sie davon schon geschafft haben. Als verlässliche Schrittzähler gelten solche mit Piezotechnologie. Die misst alle Bewegungen dreidimensional, also alles, was man tagsüber macht, auch Rad fahren oder schwimmen.

- Dann überlegen Sie, mit wem Sie heute Gespräche führen, die keinen Schreibtisch oder gar Notizen verlangen. Vielleicht verlegen Sie auch das tägliche Telefonat mit der Mama oder der besten Freundin nach draußen. Vielleicht laufen diese aber sogar mit.

- Und: Lassen Sie sich nicht entmutigen, wenn Sie die 10 000 Schritte nicht sofort erreichen. Setzen Sie sich jede Woche ein neues Ziel, bis Sie Ihr optimales Tagespensum gefunden haben.

Das bringt's:

Sicher ist, dass Bewegung ein Allheilmittel ist: Es schützt alle Organe, auch das Gehirn, trainiert Stoffwechsel und Gefäße, stärkt das Immunsystem und wirkt sich positiv auf den Hormonhaushalt aus. Mit Bewegung kann man einem Diabetes davonrennen oder Medikamente reduzieren. Auch dem Kalorienverbrauch tun die Schritte gut. Nach 500 Schritten hat man schon die Energiemenge eines Würfelzuckers verbrannt. Für relativ gesunde Erwachsene konnten große Studien nachweisen, dass Bewegung das Leben verlängert. Klar wurde auch gezeigt, dass der Effekt besser ist, wenn wir uns wirklich belasten, also ins Schwitzen kommen. Der Bedeutung von Alltagsaktivitäten mit flexiblen und unstrukturierten Aktivitäten, also spazieren gehen, den Garten umgraben oder Fenster putzen, widmeten sich die Sportwissenschaften erst in den letzten Jahren und kamen auch hier zu erfreulichen Ergebnissen zumindest für die Älteren. So erhöhen geringe intensive Belastungen wie Gehen oder auch Hausarbeit den Energiebedarf, das Wohlbefinden und senken Gesundheitsrisiken. Eine japanische Studie aus dem Jahr 2019 zeigte für Frauen über 70, dass es zwischen 4400 und 7500 Schritte auch tun. Mehr Schritte senkten die Mortalität nicht noch weiter. Für alle gilt: Jeder Schritt zählt und verbessert die Lebensqualität wie Gesundheit.

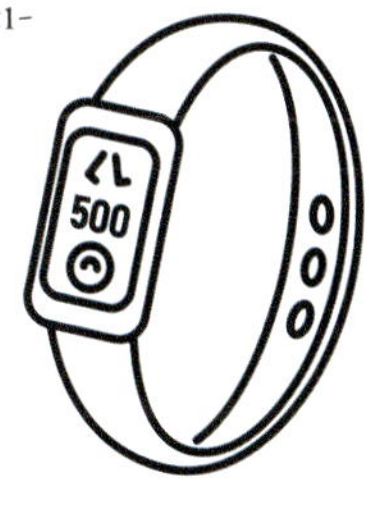

TIPP 6

ZWIEGESPRÄCHE

Reden für die Liebe

FÜR EILIGE: Heute erlernen Sie eine Technik, die Ihnen hilft, mit Ihrem Partner eine tolle und ehrliche, wertschätzende Kommunikation aufrechtzuerhalten. Zugegeben, es braucht etwas mehr Zeit, also nehmen Sie zum Beispiel einen Abend, an dem Sie mit Ihrer besseren oder anderen Hälfte sowieso etwas besprechen wollen, aber nutzen Sie die 7 Minuten heute, den Termin dafür zu machen, die Location zu wählen und die Regeln zu lernen. Das Ergebnis wird Sie verblüffen.

Unsere (von meinem Mann Pete und mir) ersten Zwiegespräche waren eine echte Herausforderung. Was damit zusammenhing, dass sie eigentlich nur stattfanden, wenn der Haussegen so richtig schief hing. Wenn ich merkte, dass mir schon kleine Rauchwölkchen aus der Nase stiegen und ich gar nicht wusste, was ich zuerst anbringen sollte, dann berief ich ein Zwiegespräch ein. Pete versuchte sich natürlich abzuducken, aber es half nix. Wenn wir den Wecker stellten, um die Sprechzeiten einzuhalten, war es schon etwas verkrampft. Aber dann passierte etwas Komisches. Jeder fand in der Ruhe genug Zeit, um zu sagen, was er wirklich sagen wollte, der andere hörte endlich zu, und plötzlich verwandelte sich die Spannung in ein Verstehen und manchmal auch in gegenseitige Komplimente. Versuchen Sie es mal, es kostet etwas Überwindung, aber tut unglaublich gut.

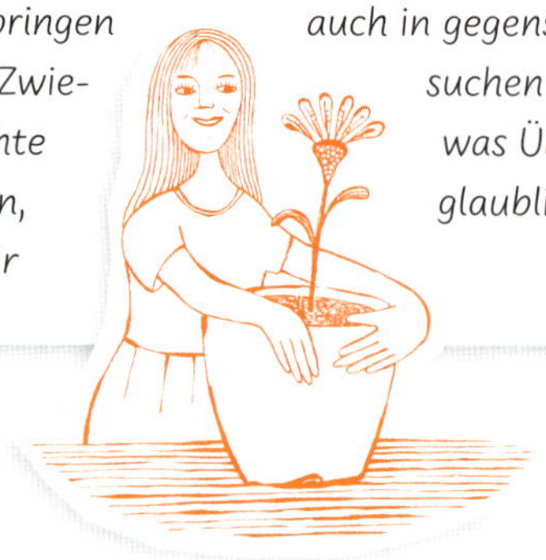

So wirkt's:

- Probleme/Uneinigkeiten können besprochen und gelöst werden
- man gewinnt Verständnis für den Partner und sich selbst
- man kann dem Partner wieder neu begegnen
- und eigene Gefühle besser verstehen

+++++ **Nur 7 Minuten?** ++++++ Ja, für die Terminfindungen und das Verinnerlichen der Regeln. ++

So geht's:

MATERIAL

- Einen Wecker/Uhr mit Timer
- Einen Tisch und zwei Stühle

- Machen Sie heute einen Termin mit Ihrem Partner, an einem Ort, wo Sie ungestört reden können. Sie brauchen einen Tisch, an dem Sie sich gegenübersitzen.
- Legen Sie gleich einen Ersatztermin fest, falls der erste platzen sollte.
- Wenn es sich anbietet, legen Sie ein Thema fest. Muss aber nicht sein.
- Verinnerlichen Sie die Regeln und tragen Sie sie vor, bevor das Zwiegespräch beginnt:

DIE REGELN

- Sie reden abwechselnd für einen festgesetzten Zeitraum, deshalb der Wecker. Ich finde jeweils 15 Minuten gut, 10 Minuten reichen auch.
- Wenn der Wecker klingelt, beenden Sie den Satz, und der andere hat seine 10/15 Minuten. So geht das am besten dreimal im Wechsel, manchmal reichen auch zweimal.
- Wer spricht, redet von sich (aus seiner Sicht) und ohne Vorwurf, also: »Ich habe das so und so erlebt«, und nicht: »Du hast da aber gar nicht geholfen.«
- Derjenige, der nicht spricht, hört nur zu und zieht keine Grimassen, spricht nicht dazwischen!
- Keiner muss sich auf das beziehen, was der andere gesagt hat, kann er aber.

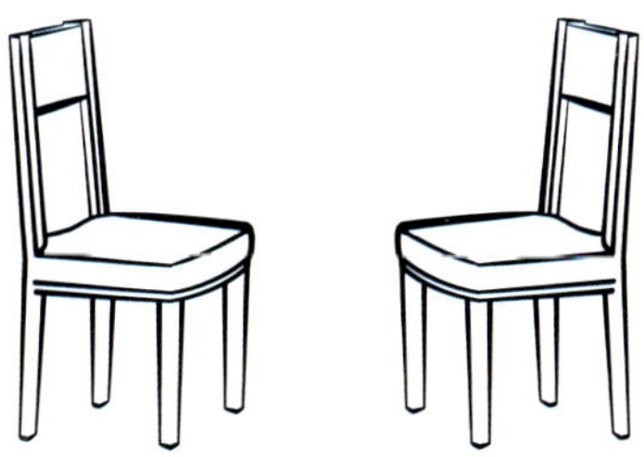

Das bringt's:

Paare, die Zwiegespräche führen, brauchen keine Paartherapie mehr, heißt es. Entwickelt wurde die Methode Ende der 1980er-Jahre vom Psychoanalytiker Michael Lukas Moeller.

In Zwiegesprächen lernen beide Partner fünf große Wahrheiten:

1. Wahrheit: »Ich bin nicht du.« – Sie kennen sich weit weniger, als Sie meinen, und sind nicht der oder die Bessere von Ihnen beiden.

2. Wahrheit: »Wir sind zwei Gesichter einer Beziehung.« – Auch bei Problemen lernen Sie, sich nicht als zwei Individuen zu verstehen, sondern als ein Paar, dessen unterbewusste Ebenen schon lange zusammenspielen.

3. Wahrheit: »Dass wir miteinander reden, macht uns zu Menschen.« – Sie können sich selbst, nicht aber den anderen ändern. Und Sie entwickeln eine bessere Beziehung – auch zu sich selbst.

4. Wahrheit: »Wir erzählen uns Bilder.« – Sie lernen, anstelle von »Ich finde dich klasse« konkrete Szenen zu benutzen und genau zu beschreiben, warum Sie den anderen gut finden.

5. Wahrheit: »Für meine Gefühle bin ich selbst verantwortlich.« – Sie lernen, Ihre Gefühle als Handlungen Ihres Unbewussten zu verstehen, und nicht als von außen gemacht.

Gerade heute scheint die Methode notwendiger denn je, denn im Durchschnitt reden Paare nur noch einige wenige Minuten am Tag miteinander.

TIPP 7

SEELENDOPING

Malen für die innere Schönheit

FÜR EILIGE: Zeichnend und malend entspannen – das ist eine wunderbare Mischung und Einladung in das ganz besondere Kreativ-Spa! Dazu zeichnet man ohne bestimmten Zweck und Absicht auf ein Blatt Papier Linien, Muster, Kreise oder kann vorgegebene Muster ausmalen. Auf der rechten Seite sehen Sie ein einfaches Mandala. Nehmen Sie sich jetzt Ihre 7 Minuten und ein paar Buntstifte und legen Sie los.

Ohne Kunst möchte ich nicht leben. Kunst ist für mich etwas, das mich sehr berührt. Manche Bilder finde ich schaurig, manche beängstigend, manche kapiere ich überhaupt nicht, manche regen mich zum Nachdenken an, und bestenfalls machen sie mich fröhlich. Ein Haus ohne Bilder kann ich mir für mich nicht vorstellen. Allerdings kann ich selber gar nicht malen, nicht mal ein gescheites Strichmännchen, und das, obwohl wir sogar Künstler in der Familie haben. Meine Kinder malen, töpfern und zeichnen viel. Als sie klein waren, taten sie das beherzt mit beiden Händen. Machen Sie das heute auch mal, denn es tut gut, entspannt und macht sogar Spaß. Im Nichtdenken spült es wichtige Gedanken an die Oberfläche. Nehmen Sie ein leeres Blatt Papier oder das Mandala (rechts) und malen Sie ruhig auch mit beiden Händen und Farben, die Ihnen gefallen. Nur 7 Minuten, vielleicht machen die Lust auf mehr …

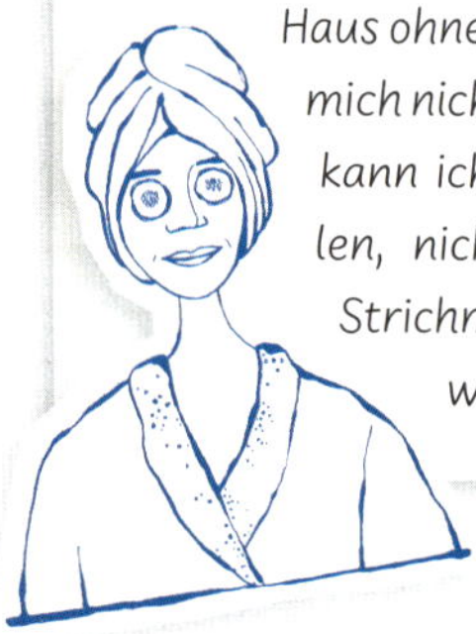

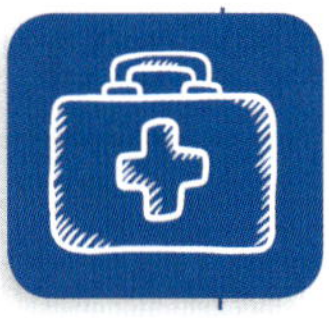

So wirkt's:

- tiefenentspannend und stressabbauend
- man wird gelassener und verlässt sich auf seine Intuition
- man entdeckt sein kreatives Potenzial wieder
- man lässt los
- Gedanken sortieren sich

So geht's:

MATERIAL

- Die Vorlage oder ein leeres Blatt Papier
- Buntstifte

ANLEITUNG

Viele Menschen zweifeln an ihren kreativen Fähigkeiten. Dabei verfügt jeder von uns von Kindesbeinen an über das Potenzial, etwas Neues zu schaffen. Kreative Momente sind oft intuitiv, ohne unmittelbares Ziel vor Augen und entstehen spontan aus unserer momentanen seelischen Befindlichkeit. Man denke ans Musikmachen, freihändige Zeichnen oder das Arbeiten mit Ton. Auch Mandalas – das sind ursprünglich geometrische Bilder, die im Buddhismus und Hinduismus eine religiöse oder magische Bedeutung haben – in ihren vorgegebenen Rahmen bieten die Möglichkeit zur freien Entfaltung. Erleichtert wird der Einstieg hier durch die äußere Begrenzung. Da wir uns keine Gedanken darüber machen müssen, wie wir das Bild einteilen, sondern einfach innerhalb der vorgegebenen Strukturen arbeiten, fällt uns das kreative Tun ganz leicht. Wir haben das Gefühl, etwas Altvertrautes zu tun, was uns keiner erklären muss. Nehmen Sie mal die rechte, mal die linke Hand und füllen die Flächen farbig aus oder legen Sie einfach wild los auf einem leeren Blatt mit beiden Händen gleichzeitig. Lassen Sie sich beim Malen nicht stören. Beschäftigen Sie sich während der Arbeit nur mit sich selbst und den Gedanken, die dabei auftauchen. Wann das Mandala fertig sein wird, bestimmen Sie selbst.

Das bringt's:

Ziel des Mandala- oder des freien Malens ist immer das Zur-Ruhe-Kommen oder, wie es manchmal auch heißt, wieder in seine Mitte zu kommen. Es schafft eine Pause vom ständigen Online-Sein und Reizüberflutung. Studien konnten zeigen, dass bei dieser Art von Betätigung unser Stress-Level zuverlässig sinkt. Bei jedem schöpferischen Prozess spielen unsere beiden Gehirnhälften (Hemisphären) eine tragende Rolle. Der linke Teil unserer Steuerzentrale im Kopf birgt die Denkfunktion, in der rechten Hälfte sitzen Spiritualität, Gefühl und Mitgefühl. Die kreative Arbeit an einem Mandala oder Zentangle wirkt ausgleichend auf beide Hemisphären und hilft dabei, diese miteinander zu harmonisieren. Wir wirken besonnen und in uns ruhend. Wir werden klarer in unserem Denken und in unseren Handlungen. Durch das Spielerische öffnet man Kreativität neue Türen. Das Malen öffnet den Geist, den Zugang zur eigenen Kreativität und zum bewusstem Erleben des Moments.

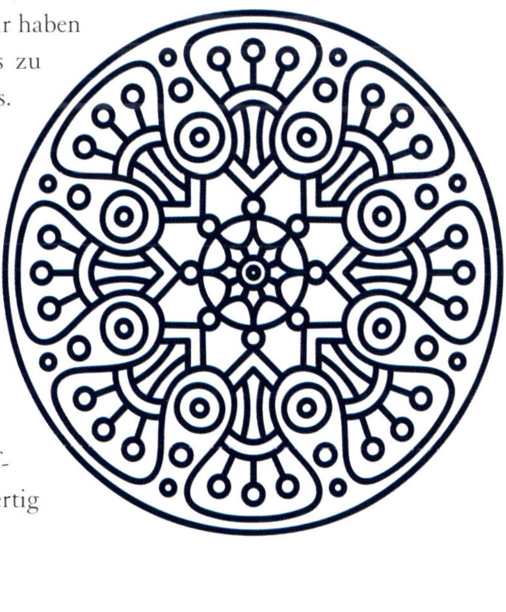

ANKERTAG

Die siebte Woche ist vorbei, und Sie haben aus den sieben Lebensstilbereichen jeweils einen Tipp ausprobiert. Welchen fanden Sie super, welchen okay oder blöd? Kreuzen Sie den entsprechenden Smiley an:

TIPP 1 **Gesundheit: Sehkraftverstärker**
Übungen für müde Augen (Seite 146) ☺ 😐 ☹

TIPP 2 **Mind-Body-Medizin: Ab in den Wald!**
Tiefenentspannung unter Bäumen (Seite 148) ☺ 😐 ☹

TIPP 3 **Ernährung: Intervallfasten**
Gesunde Essenspausen planen (Seite 150) ☺ 😐 ☹

TIPP 4 **Selbstreflexion: Stoisch geht's besser**
Gelassenheit üben (Seite 152) ☺ 😐 ☹

TIPP 5 **Bewegung: Schritte sammeln**
Alltagstaugliches Ausdauertraining (Seite 154) ☺ 😐 ☹

TIPP 6 **Ich & Du: Zwiegespräche**
Reden für die Liebe (Seite 156) ☺ 😐 ☹

TIPP 7 **Schönheit: Seelendoping**
Malen für die innere Schönheit (Seite 158) ☺ 😐 ☹

Schauen Sie auch noch mal auf die letzten Wochen: Woche 1 (Seite 13 ff.), Woche 2 (Seite 35 ff.), Woche 3 (Seite 57 ff.) und Woche 4, 5 und 6 (Seite 79 ff., 101 ff. und 123 ff.). Und notieren Sie sich hier, welche Tipps Ihnen besonders lagen. Was werden Sie weitermachen? Welchen Tipp fanden Sie mittelgut, aber wollen ihm noch mal eine Chance geben?

RÜCKBLICK

Hier können Sie notieren, welche der Tipps Ihnen gut gefallen haben und welche weniger. Notieren Sie Ihre Erfahrungen in dieser Woche.

Diese/r Tipp/s hat/haben mir am besten gefallen/richtig gutgetan, weil …

Ich baue diese/n Tipp/s auch in der nächsten Woche wieder ein. (Notieren Sie hier den Tag und vielleicht auch die Uhrzeit.)

Diese/n Tipp/s versuche ich vielleicht irgendwann noch mal:

Blöd war/en diese/r Tipp/s, weil …

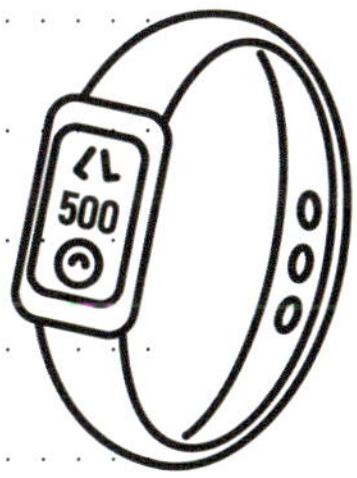

Das habe ich jetzt schon regelmäßig eingebaut:

Meine Ideen dazu:

EXTRATIPP MIND-BODY-MEDIZIN: SICH ERDEN

Diese Alltags-Zen-Übung können Sie überall machen: Beim Autofahren, im Büro oder beim Warten auf den Bus. Manchmal kann es wichtig sein, sich zwischendurch zu erden, vor allem, wenn man nervös ist. Dabei konzentrieren Sie sich einfach auf Ihre Füße und auf die Wahrnehmung des Bodens unter Ihren Fußsohlen. Verlagern Sie Ihr Gewicht mit jedem Ausatmen auf die Fußballen und fangen Sie so unmerklich zu pendeln an. So bekommen Sie wieder Erdung.

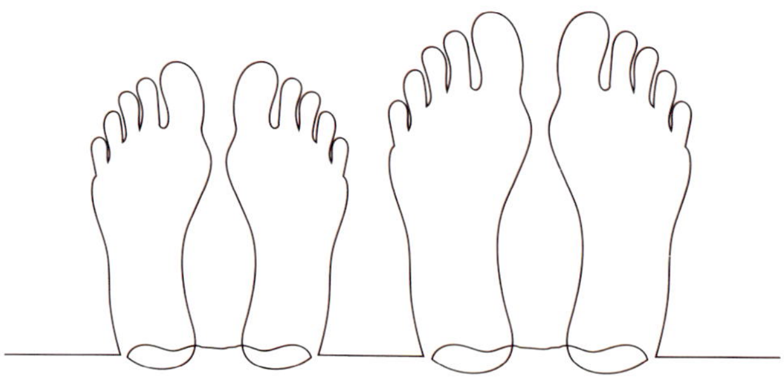

ZUM SCHLUSS

Wow, Sie haben es geschafft, 7 Wochen voller Tipps und immer wieder Tage zum Verankern des Gelernten liegen hinter Ihnen. Sie können richtig stolz sein, auf jeden einzelnen Tipp, den Sie wirklich umgesetzt haben! Ich hoffe natürlich, dass für Sie so einiges an Lebensveränderndem dabei war. Ich finde, es braucht oft in allen Lebensbereichen nur ein bis zwei kleine Korrekturen, damit sich der Alltag einfacher, anders, besser anfühlt. Viele kleine veränderte Gewohnheiten bringen oft mehr als eine Hauruck-Veränderung, die so viel Kraft kostet, dass sie gerne mal scheitert. Und dann verliert man den Mut.

Es gibt mittlerweile auch einen Begriff für diese kleinen Gewohnheiten. Man nennt sie Tiny Habits (übersetzt: winzige Gewohnheiten). Diesen Begriff hat der Sozialwissenschaftler und *New York Times*-Bestsellerautor Brian Jeffrey Fogg von der kalifornischen Stanford-Universität geprägt. Er ist eine Koryphäe auf dem Gebiet der Verhaltensänderung. Tiny Habits hören sich zwar schön klein an, aber sie haben das Zeug dazu, alles zu verändern.

Wenn es in Ihrem Leben wieder mal einen Silvestertag gibt, an dem Sie auf einen Schlag fünf Kilo abnehmen, mehr Sport machen, endlich mal den Kleiderschrank entrümpeln und früher ins Bett gehen wollen, dann greifen Sie einfach wieder zu diesem Buch.

Denn genauso, wie man sich gesündere Verhaltensweisen angewöhnen kann, kann man sich auch ungünstige Angewohnheiten abgewöhnen. Das funktioniert am besten, indem man sie durch eine sinnvolle Gewohnheit ersetzt. Klar: Manchmal braucht man auch ein wenig Geduld, bis sich selbst kleine neue Verhaltensweisen zur Routine entwickeln.

Verlangen Sie nicht zu viel von sich! Es ist viel sinnvoller, sich seinem Ziel in kleineren Etappen zu nähern. Nehmen Sie sich immer wieder die Tipps vor, die Ihnen gutgetan haben, die Sie mit einem lachenden Smiley versehen haben, und verankern diese erneut. Oder Sie probieren noch einmal die aus, bei denen Sie sich noch unsicher waren.

Denn der Weg ist das Ziel. Unser modernes Lebensumfeld ist voller mit Riesenaufwand beworbener Verführung: Ungesundes Essen, Anreize zum wenig Bewegen, viel Überforderung und Stress überall, wenig Zeit für sich, Ruhe, Reflexion.

Also müssen wir uns alle um uns selber kümmern, ganz bewusst, und das aber nicht als Strafe, sondern Luxus ansehen, der uns zu besseren, gesünderen, fröhlicheren, nachdenklicheren, sozialeren Menschen macht.

Deshalb heißt es jetzt dranbleiben. Legen Sie das Buch auf Ihren Nachttisch und suchen sich für jede Woche etwas heraus, das Ihnen gutgetan hat. Das besondere Bad, der tägliche Gefäß-Shot alle paar Monate als Kur und immer mal wieder die ein oder andere Bewegungs- und Achtsamkeitseinheit. Denn ist der Punkt einmal überwunden, an dem Sie nicht mehr über Ihre neuen Gewohnheiten nachdenken müssen, werden Sie ganz automatisch durch mehr Energie, Freude am Leben, Wohlbefinden und Entspanntheit belohnt.

Alles erdenklich Gute!
Ihre

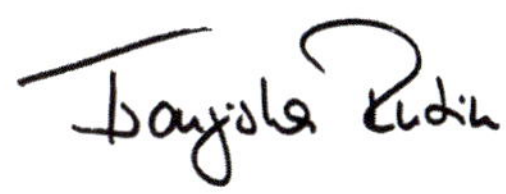

ZUM WEITERLESEN

Wenn Sie sich dafür interessieren, welche wissenschaftlichen Grundlagen sich hinter den meisten Tipps verbergen, werden Sie hier fündig. Und wo es mal keine Studie dazu gibt, gibt es Anregungen zum Weiter- oder Nachlesen.

GESUNDHEIT

Barfußgehen

Hollander, K., de Villiers, J.E. et al.: Growing-up (habitually) barefoot influences the development of foot and arch morphology in children and adolescents. Sci Rep 7, 8079 (2017). https://doi.org/10.1038/s41598-017-07868-4

Hollander, Karsten et al.: The effects of being habitually barefoot on foot mechanics and motor performance in children and adolescents aged 6–18 years: study protocol for a multi-center cross-sectional study (Barefoot LIFE project)

J Foot Ankle Res. 2016; 9(1): 36. doi: 10.1186/s13047-016-0166-1

Einfach mal abschalten

Aktuelle Studien über das EMF-Portal der RWTH-Aachen

Toledano, MB et a.: Electric field and air ion exposures near high voltage overhead power lines and adult cancers: a case control study across England and Wales. Int J Epidemiol 2020; 49 Suppl 1: i57-i66

The INTERPHONE Study Group: Brain tumour risk in relation to mobile telephone use: results of the INTERPHONE international case–control study

International Journal of Epidemiology, Volume 39, Issue 3, June 2010, Pages 675–694, https://doi.org/10.1093/ije/dyq079

Frei Patrizia et al.: Use of mobile phones and risk of brain tumours: update of Danish cohort study. BMJ 2011; 343 doi: https://doi.org/10.1136/bmj.d6387

Benson VS et al.: Mobile phone use and risk of brain neoplasms and other cancers: prospective study; for the Million Women Study Collaborators. *Int J Epidemiol* 2013;42:792-802

Gut gewickelt

Simoes-Wüst, A. et al.: Wie Patienten Wickelanwendungen (ein)schätzen: Ergebnisse einer Umfrage in einem anthroposophischen Akutspital. Der Merkurstab 2014;67(2):92-97. Artikel-ID: DMS-20286-DE

Weisser, Sven: Effekte von Leberwickeln auf die exkretorische Leberfunktion – eine randomisierte Cross-over-Studie bei Gesunden. Dissertation Albert-Ludwigs-Universität, Freiburg im Breisgau, 2006

Fingado M.: Therapeutische Wickel und Kompressen. Handbuch aus der Ita-Wegman-Klinik. 6. Aufl. Dornach: Natura Verlag im Verlag am Goetheanum, 2019

Uhlemayr U., Wolz D.: Wickel und Auflagen: Beratung, Auswahl und Anwendung. Stuttgart: Deutscher Apotheker Verlag, 2015

Klassikradio

Trappe H., Voit G.: Einfluss unterschiedlicher Musikstile auf das Herz-Kreislauf-System. Eine randomisierte kontrollierte Studie zur Wirkung von Musikstücken von W. A. Mozart, J. Strauss und ABBA. Dtsch Arztebl Int 2016; 113: 347-52; DOI: 10.3238/arztebl.2016.0347

Gruhlke LC, Patricio MC, Moreira DM (2015) Mozart, but not the Beatles, reduces systolic blood pressure in patients with myocardial infarction. Acta Cardiol. 2015 Dec;70(6):703-6. doi: 10.2143/AC.70.6.3120183

Hole J, Hirsch M, Ball E, Meads C (2015) Music as an aid for postoperative recovery in adults: a systematic review and meta-analysis. Lancet 2015 Oct 24;386(10004):1659-71. doi: 10.1016/S0140-6736(15)60169-6. Epub 2015 Aug 12.

Kemper K.J., Danhauer S.C.: Music as a therapy. South Med J. 2005 Mar;98(3):282-8. DOI:10.1097/01.SMJ.0000154773.11986.39

Sleight, P.: Cardiovascular effects of music by entraining cardiovascular autonomic rhythms music therapy update: tailored to each person, or does one size fit all? Neth Heart J. 2013 Feb;21(2):99-100. doi: 10.1007/s12471-012-0359-6

Ölwechsel

Amith H. V., Ankola A. V., Nagesh L.: Effect of oil pulling on plaque and gingivitis. J Oral Health Commun Dent 2007; 1(1): 12-18

Nagilla J., Kulkarni S., Madupu PR. Et al.: Comparative evaluation of antiplaque efficacy of coconut oil pulling and a placebo, among dental college students; J Clin Diagn Res 2017; 11(9): ZC08-ZC011

Park S-Y. et al.: Improved oral hygiene care attenuates the cardiovascular risk of oral health disease: a population-based study from Korea. *European Heart Journal*, Volume 40, Issue 14, 07 April 2019, Pages 1138–1145

Tasse Kaffee der Natur

Uhlemann, Ch. et al.: Prospektive, kontrollierte klinische Studie zum Einfluss serieller Kaltwasserreize (Kneippscher Oberguß) auf die Lungenfunktion, die Immunabwehr und die Befindlichkeit von Patienten mit chronisch obstruktiver Bronchitis (COPD) https://nbn-resolving.org/urn:nbn:de:gbv:27-dbt-005217-6; Friedrich-Schiller-Universität, Jena

Jacob, E.-M. et al.: Blutdrucksenkung durch Hydrotherapie: Eine randomisierte, kontrollierte Studie bei leichter bis mittelschwerer Hypertonie. Dio: 10.1055/s-0029-1202769 Phys Med Rehab Kuror 2009; 19: 162–168

Stein Claudia: Prospektive, klinische Studie zum Einfluss serieller Kaltwasserreize (Kneippscher Oberguss) auf die Lungenfunktion, die Immunabwehr und das subjektive Wohlbefinden bei gesunden Probanden https://www.db-thueringen.de/servlets/MCRFileNodeServlet/dbt_derivate_00024778/Neuer%20Ordner/stein.pdf

Verbesserung der Immunregulation durch Anwendung einer Serie vierwöchigen Wassertretens nach Kneipp https://d-nb.info/969476213/34

Schencking M, Wilm S. Kneipp-Therapie in der Begleitung geriatrisch-degenerativer Erkrankungen. Erfahrungsheilkunde 2012; 61: 271–278 https://www.researchgate.net/publication/262011809_UBERSICHTEN_RE_VIE_WS_Kneipp

Sehkraftverstärker

Williams, Katie et al.: Increasing Prevalence of Myopia in Europe and the Impact of Education Ophthalmology. 2015 Jul; 122(7): 1489–1497
doi: 10.1016/j.ophtha.2015.03.018

Aleman, A., Wang, M. & Schaeffel, F. Reading and Myopia: Contrast Polarity Matters. Sci Rep 8, 10840 (2018). https://doi.org/10.1038/s41598-018-28904-x

Der PC ebnet der Kurzsichtigkeit den Weg. 31.05.2005 www.aerztezeitung.de

MIND-BODY-MEDIZIN

Ab in den Wald

https://www.fpi-publikation.de/images/stories/downloads/grueneTexte/qing-li-die-heilkraft-des-waldes-der-beitrag-der-waldmedizin-zur-naturtherapie-gruene-texte-16-2016.pdf)

Health Council of the Netherlands and Dutch Advisory Council for Research on Spatial Planning, Nature and the Environment (2004): Nature and Health. The influence of nature on social, psychological and physical well-being. The Hague: Health Council of the Netherlands and RMNO, 2004; publication no. 2004/09E; RMNO publication nr A02ae

Li, Q.; Kobayashi, M.; Wakayama, Y.; Inagaki, H.; Katsumata, M.; Hirata, Y. et al. (2009): Effect of phytoncide from trees on human natural killer cell function. International journal of immunopathology and pharmacology 22 (4), S. 951–959

Morita, E. et al. (2007): Psychological effects of forest environments on healthy adults: Shinrin-yoku (forest-air bathing, walking) as a possible method of stress reduction. Public health 121 (1), S. 54–63

Ärger wegatmen

Liza Varvogli et al.: Stress management techniques: evidence-based procedures that reduce stress and promote health. Health Sciene Journal, Volume 5, Issue 2, 2011 https://www.hsj.gr/medicine/stress-management-techniques-evidencebased-procedures-that-reduce-stress-and-promote-health.php?aid=3429

Zelano C, Jiang H, Zhou G (2016) Journal of Neuroscience. *Nasal Respiration Entrains*

Human Limbic Oscillations and Modulates Cognitive Function. [http://www.jneurosci.org/content/36/49/12448]

Ein Nickerchen in Ehren

Rosekind et al.: NASA Study – Alertness Management: Strategic Naps in Operational Settings. European Sleep Research Society, J. Sleep Res., 4(2), pp.62-66. – (1995)
Androniki, Naska et al.: Siesta in healthy Adults and Coronary Mortality in the General Population. Arch Intern Med. 2007;167(3): 296–301.doi:10.1001/archinte.167.3.296

Gedanken auf Schiffchen setzen

TK-Schlafstudie 2017
Deutsche Gesellschaft für Schlafforschung und Schlafmedizin (DGSM): S3Leitlinie Nicht erholsamer Schlaf/Schlafstörungen, Somnologie – Schlafforschung und Schlafmedizin 2009, Springer Verlag 2009
Deutsche Gesellschaft für Schlafforschung und Schlafmedizin (DGSM): Patientenratgeber Schlafprobleme bei Schichtarbeit, 24.10.2011.
Ding, Ding; Rogers, Kris; van der Ploeg, Hidde; Stamatakis, Emmanuel; Baumann, Adrian E.: Traditional and Emerging Lifestyle Risk Behaviors and AllCause Mortality in Middle-Aged and Older Adults: Evidence from a Large PopulationBased Australian Cohort, 8. Dezember 2015, in: PLOS.org. Web. journals.plos.org/plosmedicine/article?id=10.1371/journal.pmed.1001917
Osterkamp, Jan: Zu wenig Schlaf macht wirklich krank, in: spektrum.de, 31.8.2015. Web. Zuletzt abgerufen am 26.09.2017. www.spektrum.de/news/zu-wenig-schlaf-macht-wirklich-krank/1363911

Kreative Wartepause

Entspann dich, Deutschland – TK-Stressstudie 2016
Wieth, M. et al.: Time of day effects on problem solving: When the non-optimal is optimal *in* Thinking and Reasoning 17(4):387–401 · November 2011
DOI: 10.1080/13546783.2011.625663
Eyal Ophir et al.: Cognitive control in media multitaskers PNAS September 15, 2009 106 (37) 15583-15587; https://doi.org/10.1073/pnas.0903620106 Edited by Michael I. Posner, University of Oregon, Eugene, OR, and approved July 20, 2009
Mark A. Wetherell et al.: Psychobiological responses to critically evaluated multitasking Neurobiol Stress. 2017 Dec; 7: 68–73. Published online 2017 May 10. doi: 10.1016/j.ynstr.2017.05.002
Colom, R., Martinez-Molina, A., Shih, P., and Santacreu, J. (2010). Intelligence, working memory, and multitasking, Intelligence, 38, 543-551

Sing deinen Song

Kreutz G.: Effects of choir singing or listening on secretory immunoglobulin A, cortisol, and emotional state
J Behav Med. 2004 Dec;27(6):623-35. DOI:10.1007/s10865-004-0006-9
Björn Vickhoff et al.: Music structure determines heart rate variability of singers
Front. Psychol., 09 July 2013 | https://doi.org/10.3389/fpsyg.2013.00334
Jing Kang, Austin Scholp et al.: A Review of the Physiological Effects and Mechanisms of Singing. Published: August 18, 2017DOI: https://doi.org/10.1016/j.jvoice.2017.07.008
Eiluned Pearce et al.: The ice-breaker effect: singing mediates fast social bonding https://doi.org/10.1098/rsos.150221
Fancourt, Daisy et al.: Singing modulates mood, stress, cortisol, cytokine and neuropeptide activity in cancer patients and carers
Ecancermedicalscience. 2016; 10: 631. https://doi.org/10.3332/ecancer.2016.631

Zen-Gehen

University of California – Davis: Seven-year follow-up shows lasting cognitive gains from meditation. ScienceDaily, 5 April 2018 www.sciencedaily.com/releases/2018/04
Anthony P. Zanesco, Brandon G. King, Katherine A. MacLean, Clifford D. Saron. Cognitive Aging and Long-Term Maintenance of Attentional Improvements Following Meditation Training. *Journal of Cognitive Enhancement*, 2018;
DOI: 10.1007/s41465-018-0068-1
Buric, I. et al.: What Is the Molecular Signature of Mind–Body Interventions? A Systematic Review of Gene Expression Changes Induced by Meditation and Related Practices. Front.

Immunol., 16 June 2017 | https://doi.org/10.3389/fimmu.2017.00670
Sedlmeier P1, Eberth J et al.: The psychological effects of meditation: a meta-analysis. Psychol Bull. 2012 Nov;138(6):1139–71. doi: 10.1037/a0028168. Epub 2012 May 14
Goyal. M. et al.: Meditation programs for psychological stress and well-being: a systematic review and meta-analysis. JAMA Intern Med. 2014 Mar;174(3):357-68. doi: 10.1001/jamainternmed.2013.13018

ERNÄHRUNG

Freie-Bahn-Shot

Aslani N et al, Effect of Garlic and Lemon Juice Mixture on Lipid Profile and Some Cardiovascular Risk Factors in People 30-60 Years Old with Moderate Hyperlipidaemia: A Randomized Clinical Trial, International Journal of Preventive Medicine, 2016; 7: 95
Matsumoto S et al, Aged Garlic Extract Reduces Low Attenuation Plaque in Coronary Arteries of Patients with Metabolic Syndrome in a Prospective Randomized Double-Blind Study., The Journal of Nutrition, 2016 Feb;146(2):427S–432S
Budoff M, Aged garlic extract retards progression of coronary artery calcification, The Journal of Nutrition, 2006 Mar;136(3 Suppl): 741S–744S; J Nutr. 2016 Feb;146(2):416S-421S. doi: 10.3945/jn.114.202333. Epub 2016 Jan 13. Garlic and Heart Disease. Varshney R1, Budoff MJ2.

Goldene Milch

Kanai M et al.: Dose-escalation and pharmacokinetic study of nanoparticle curcumin, a potential anticancer agent with improved bioavailability, in healthy human volunteers.
Yuan HY et al.: Curcumin inhibits cellular cholesterol accumulation by regulating SREBP-1/caveolin-1 signaling pathway in vascular smooth muscle cells. Acta Pharmacol Sin. 2008 May;29(5):555–63. doi: 10.1111/j.1745–7254.2008.00783.x.
https://www.uniklinik-freiburg.de/fileadmin/mediapool/08_institute/rechtsmedizin/pdf/Addenda/2016/Kurkuma_-_Wissenschaftliche_Zusammenfassung_2015.pdf

Im-Nullkommanix-Brot

Carle R. et al.: Wheat and the irritable bowel syndrome – FODMAP levels of modern and ancient species and their retention during bread making, Journal of Functional Foods, Volume 25, August 2016, Pages 257–266
Werz O. et al. Human macrophages differentially produce specific resolvin or leukotriene signals that depend on bacterial pathogenicity. Nature Communications 9 (2018) doi:10.1038/s41467-017-02538-5, https://www.nature.com/articles/s41467-017-02538-5

Intervallfasten

Bauersfeld SP, Kessler CS, Wischnewsky M, et al.: The effects of short-term fasting on quality of life and tolerance to chemotherapy in patients with breast and ovarian cancer: a randomized cross-over pilot study. BMC Cancer 2018; 18 (1): 476 CrossRef MEDLINE PubMed Central
Kahleova H, Belinova L, Malinska H, et al.: Eating two larger meals a day (breakfast and lunch) is more effective than six smaller meals in a reduced-energy regimen for patients with type 2 diabetes: a randomised crossover study Diabetologia 2014; 57 (8): 1552–60 CrossRef MEDLINE PubMed Central

Stekovic, Slaven et al.: Alternate Day Fasting Improves Physiological and Molecular Markers of Aging in Healthy, non-obese Humans. *Cell Metabolism* (2019; doi: 10.1016/j.cmet.2019.07.016)

Jungbrunnen-Müsli

Eisenberg, T. et al.: Cardioprotection and lifespan extension by the natural polyamine spermidine. Nature Medicine volume 22, pages1428–1438(2016)
Stefan Kiechl, et al.: Higher spermidine intake is linked to lower mortality: a prospective population-based study. The American Journal of Clinical Nutrition, Volume 108, Issue 2, August 2018, Pages 371–380, https://doi.org/10.1093/ajcn/nqy102

Langsam essen

Hurst Y, Fukuda H. Effects of changes in eating speed on obesity in patients with diabetes: a secondary analysis of longitudinal health check-up data. BMJ Open 2018;8:e019589. doi:10.1136/ bmjopen-2017-019589

Andrade AM et al.: Eating slowly led to decreases in energy intake within meals in healthy women. J Am Diet Assoc 2008; 108: 1186–1191.

Veganes Experiment

Marco Springmann et al.: Analysis and valuation of the health and climate change cobenefits of dietary change. PNAS April 12, 2016 113 (15) 4146-4151; first published March 21, 2016 https://doi.org/10.1073/pnas.1523119113

Monica Dinu, Rosanna Abbate, Gian Franco Gensini: Vegetarian, vegan diets and multiple health outcomes: A systematic review with meta-analysis of observational studies Pages 3640-3649 | 13 Jun 2017 https://doi.org/10.1080/10408398.2016.1138447

Fraser GE, Miles FL et al., Plasma, Urine, and Adipose Tissue Biomarkers of Dietary Intake Differ Between Vegetarian and Non-Vegetarian Diet Groups in the Adventist Health Study-2, The Journal of Nutrition, 15. Februar 2019 *The Journal of Nutrition*, Volume 149, Issue 4, April 2019, Pages 667–675, https://doi.org/10.1093/jn/nxy292

Walter Willett et al.: Food in the Anthropocene: the EAT–Lancet Commission on healthy diets from sustainable food systems. The Lancet, Published: January 16, 2019 DOI: https://doi.org/10.1016/S0140-6736(18)31788-4

SELBSTREFLEXION

Alles muss raus

Catherine A.Roster et al.: The dark side of home: Assessing possession 'clutter' on subjective well-being. https://doi.org/10.1016/j.jenvp.2016.03.003

Lenny R. Vartanian, Kristin M. Kernan, Brian Wansink: Clutter, Chaos, and Overconsumption: The Role of Mind-Set in Stressful and Chaotic Food Environments https://doi.org/10.1177/0013916516628178

Kathleen D. Vohs et al.: Physical Order Produces Healthy Choices, Generosity, and Conventionality, Whereas Disorder Produces Creativity https://doi.org/10.1177/0956797613480186

James E. Cutting et al.: Facial expression, size, and clutter: Inferences from movie structure to emotion judgments and back. Atten Percept Psychophys. 2016; 78: 891–901 doi: 10.3758/s13414-015-1003-5

Kondo, Marie: Das große Magic Cleaning-Buch. Rowohlt

Der innere Kompass

www.tns-infratest.com und www.werteindex.de. 2018
www.gerald-huether.de

Kluge Entscheidungen

Evan Polman (2012). Self-other decision making and loss aversion. In: *Organizational Behavior and Human Decision Processes, Band 119, Seite 141–150*.

Mir geht es gut, danke!

Emmons, R. A. et al.: Why gratitude enhances well-being: What we know, what we need to know. In Sheldon, K., Kashdan, T., & Steger, M.F. (Eds.) Designing the future of positive psychology: Taking stock and moving forward. New York: Oxford University Press 2012

Paul J. Mills et al.: The Role of Gratitude in Spiritual Well-Being in Asymptomatic Heart Failure Patients. Spirituality in Clinical Practice © 2015 American Psychological Association 2015, Vol. 2, No. 1,5–17 2326-4500/15/ http://dx.doi.org/10.1037/scp0000050

Nachhaltig leben

Nachhaltiges Leben 2020. Marken und Medien in der Pflicht www.nachhaltigesleben2020.de

Stoisch geht's besser

Seneca: Von der Seelenruhe
Ders.: Vom glücklichen Leben
Marc Aurel: Selbstbetrachtungen

Wunderfrage

De Shazer, Steve: Der Dreh: Überraschende Wendungen und Lösungen in der Kurzzeittherapie. Carl-Auer-Verlag, 2015

Trepper, Terry et al.: Steve de Shazer and the future of solution-focused therapy. JMFT. 1. Mai 2007 https://doi.org/10.1111/j.1752-0606.2006.tb01595.x

Shazer, Steve et al.: Brief Therapy: Focused Solution Development. Family Process. June 1086 https://doi.org/10.1111/j.1545-5300.1986.00207.x

Wallace J. Gingerich, Lance T. Peterson: Effectiveness of Solution-Focused Brief Therapy. A Systematic Qualitative Review of Controlled Outcome Studies. Research on Social Work Practice May 2013 vol. 23 no. 3 266–283

BEWEGUNG

Bauch-weg-Yoga

Cramer, Holger et al.: Yoga in women with abdominal obesity – a randomized controlled trial

Dtsch Arztebl Int 2016; 113; 645-52; DIO: 10.3238/ärztebl.2016.0645

Die dynamischen Drei

Blair, S.N. et al.: How much physical activity is good für health. Annu Rev Public Health. 1992;13:99-126.

Gill, Diane L. et al.: Physical Activity and Quality of Life

J Prev Med Public Health. 2013 Jan; 46(Suppl 1): S28–S34.
doi: 10.3961/jpmph.2013.46.S.S28

Warburton DE1, Nicol CW, Bredin SS.: Health benefits of physical activity: the evidence. CMAJ. 2006 Mar 14;174(6):801–9

World Health Organization (WHO) (2010). Global recommendations on physical activity for health. Geneva, Switzerland: WHO

Let's dance

Rehfeld K. et al.: Dancing or Fitness Sport? The Effects of Two Training Programs on Hippocampal Plasticity and Balance Abilities in Healthy Seniors. Front Hum Neurosci. 2017 Jun 15;11:305. doi: 10.3389/fnhum.2017.00305. eCollection 2017.

Pinniger R, Brown RF, Thorsteinsson EB, McKinley P. Argentine tango dance compared to mindfulness meditation and a waiting-list control: a randomised trial for treating depression. Complement Ther Med 2012; 20: 377–384

Joe Verhese et al.: Leisure Activities and the Risk of Dementia in the Elderly. New England Journal of Medicine 2003, Vol. 348, Nr. 25, S. 2508–2516

Quiroga Murcia, C., & Kreutz, G. (in press). Dance and Health: Exploring interactions and implications. In R. MacDonald, G. Kreutz, & L. Mitchell (Eds.). Music and health. New York: Oxford University Press. Buch

Jan-Christoph Kattenstroth et al.: Six months of dance intervention enhances postural, sensorimotor, and cognitive performance in elderly without affecting cardio-respiratory functions. Front. Aging Neurosci., 26 February 2013 | https://doi.org/10.3389/fnagi.2013.00005

Rücken-Qigong

Wang X-Q et al.: Traditional Chinese exercise for cardiovascular diseases: systematic review and meta-analysis of randomized controlled trials. J Am Heart Assoc 2016; 5: e002562. Doi:10.1161/JAHA.115.002562

Schritte sammeln

I-Min Lee et al.: Association of Step Volume and Intensity With All-Cause Mortality in Older Women. JAMA Intern Med. 2019; 179(8):1105–1112. doi:10.1001/jamainternmed.2019.0899

Autenrieth, C. S., Baumert, J., Baumeister, S. E., Fischer, B., Peters, A., Doring, A., et al. (2011). Association between domains of physical activity and all-cause, cardiovascular and cancer mortality. European Journal of Epidemiology, 26, 91–99

Gillen, J. B. et al.: Thress minutes of all-out intermittent exercise per week increases skeltal muscle oxidatice capacity and improves cardiometabolic health. PLoS One. 2014 Nov 3;9(11):e111489. doi: 10.1371/journal.pone.0111489

Schwingen und Dehnen

Tesarz J. et al.: Die Fascia thoracolumbalis als potentielle Ursache für Rückenschmerzen. Manuelle Medizin 2008; 46: 259 Rolfing

Schleip R et al.: Letter to the Editor concerning »A hypothesis of chronic back pain: ligament subfailure injuries lead to muscle control dysfunction« (M. Panjabi). European Spine Journal 2007; 16: 1733–1735

Beardsley, Skarabot 2015: *Effects of self-myofascial release: A systematic review (=hohes Evidenz-Niveau), International Journal of Sports and Physio Therapy 2015 Apr; 10(2): 203–212*

Schroeder et al. 2015: *Is Self Myofascial Release an Effective Preexercise and Recovery Strategy? A Literature Review. Current Sports Medicine*

Reports 14(3):2 00–208. Self myofascial relief more poplar

Seilspringen

Ha, Amy S., Ng, Johan Y. Y.: Rope skipping increases bone mineral density at calcanei of pubertal girls in Hong Kong: A quasi-experimental investigation December 8, 2017 https://doi.org/10.1371/journal.pone.0189085

Postler T., Schulz, T. et al.: Skipping Hearts Goes To School: Short-Term Effects. Dtsch Z Sportmed. 2017; 68: 148-156. Jahrgang 68, Nr. 6 (2017) Doi: 10.5960/dzsm.2017.288

Samitz, G., Egger, M. & Zwahlen, M. (2011). Domains of physical activity and all-cause mortality: Systematic review and dose-response meta-analysis of cohort studies. Internati- onal Journal of Epidemiology, 40, 1382–1400.

Wolfgang Kemmler et al.: Benefits of 2 Years of Intense Exercise on Bone Density, Physical Fitness, and Blood Lipids in Early Post-menopausal Osteopenic Women

Results of the Erlangen Fitness Osteoporosis Prevention Study (EFOPS)

Arch Intern Med 164, 2004, 1085)

ICH & DU

Ein Rosenberg für alle

Rosenberg, Marshall B.: Gewaltfreie Kommunikation – eine Sprache des Lebens. Junfermann

Muth, Cornelia (Hrsg.) (2010): Dann kann man das ja auch mal so lösen! Auswertungsinterviews mit Kindern und Jugendlichen nach Trainings zur Gewaltfreien Kommunikation. ibidem

Wacker, Renata et al.: Preventing Empathic Distress and Social Stressors at Work Through Nonviolent Communication Training: A Field Study With Health Professionals. Journal of Occupational Health Psychology 23(1)· December 2016 DOI: 10.1037/ocp0000058

Gemeinsam gehen

Überblick über mehrere aktuelle Studien in: Shane O'Mara: Das Glück des Gehens. Rowohlt

Suwabe, Kazuya et al.: Rapid stimulation of human dentate gyrus function with acute mild exercise PNAS October 9, 2018 115 (41) 10487-10492; September 24, 2018 https://doi.org/10.1073/pnas.1805668115

Lanini, Jessica et al.: Interactive locomotion: Investigation and modeling of physically-paired humans while walking. PLOSOne: September 6, 2017 https://doi.org/10.1371/journal.pone.0179989

Opezzo, Marily et al.: Give Your Ideas Some Legs: The Positive Effect of Walking on Creative Thinking. Journal of Experimental Psychology: Learning, Memory, and Cognition 2014, Vol. 40, No. 4, 1142–1152 http://dx.doi.org/10.1037/a0036577

Jeden Tag eine gute Tat

Grant- & Glueck-Study: www. adultdevelopmentstudy.org

Soyoung Park et al: A neural link between generosity and happiness. Nature Communications, doi: 10.1038/ncomms15964

Nelson, S. K., & Lyubomirsky, S. (2014). Finding happiness: Tailoring positive activities for optimal well-being benefits. In M. M. Tugade, M. N. Shiota, & L. D. Kirby (Eds.), *Handbook of positive emotions* (p. 275–293). Guilford Press

Dunn, Elizabeth et al.: Spending Money on Others Promotes Happiness *Science* 21 Mar 2008: Vol. 319, Issue 5870, pp. 1687–1688 DOI: 10.1126/science.1150952

Lee, Berk: American Physiological Society. »Laughter Remains Good Medicine.« ScienceDaily. <www.sciencedaily.com/releases/2009/04/09041708411

Nein sagen

Jacobi, Frank et al. Psychische Störungen in der Allgemeinbevölkerung. Studie zur Gesundheit Erwachsener in Deutschland und ihr Zusatzmodul Psychische Gesundheit (DEGS1-MH). Nervenarzt 2014, 85: 77–87

Lohman-Haislah, A.: Stressreport Deutschland 2012. Psychische Anforderungen, Ressourcen und Befinden. www.akuthilfe24.de

Bertelsmann-Stiftung: Alle Achtung vor dem Stress. Eine 360-Grad-Betrachtung. 2013 www.bertelsmann.de

Und tschüss, Energieräuber!

Abdullah Almaatouq, Laura Radaelli, Alex Pentland et al.: Are You Your Friends' Friend? Poor Perception of Friendship Ties Limits the

Ability to Promote Behavioral Change,Published: March 22, 2016 https://doi.org/10.1371/journal.pone.0151588

Wo bist du? Ich bin hier!

Jacob L, Haro JM, Koyanagi A (2019) Relationship between living alone and common mental disorders in the 1993, 2000 and 2007 National Psychiatric Morbidity Surveys. PLoS ONE 14(5): e0215182. https://doi.org/10.1371/journal.pone.0215182

Zwiegespräche

Michael Lukas Moeller: Die Wahrheit beginnt zu zweit: Das Paar im Gespräch. Rowohlt

Marita Weerts-Eden: Das Zwiegespräch – die kleinste Selbsthilfegruppe der Welt. In: Selbsthilfegruppenjahrbuch 2010. Gießen 2010

SCHÖNHEIT

Facelifting-Yoga

Murad Alam et al.: Association of Facial Exercise With the Appearance of Aging. JAMA Dermatology, DOI: 10.1001/jamadermatol.2017.5142

Fuß-Spa mit Lavendel

Lígia Salgueiro et al.: Chemical composition and antifungal activity of the essential oils of Lavandula viridis L'Hér. Journal of medical Microbiology Vol 60, Issue 5 https://doi.org/10.1099/jmm.0.027748-0

Kasper S. et al.: Lavender oil preparation Silexan is effective in generalized anxiety disorder – a randomized, double-blind comparison to placebo and paroxetine. Int J Neuropsychopharmacol 2014; 17(6): 859-869

Kuwaki, Tomoyuki: Linalool Odor-Induced Anxiolytic Effects in Mice Front. Behav. Neurosci., 23 October 2018 | https://doi.org/10.3389/fnbeh.2018.00241

Kleopatrabad

Cernomaz TA1, Bolog SG, Mihăescu T.: The effect of a dry salt inhaler in adults with COPD. Pneumologia. 2007 Jul-Sep;56(3): 124–7.

Machtey, I.: Dead Sea and Dead Sea Salt Balneotherapy for Arthritis Isr Med Assoc J 2009 May;11(5):321–2.

Halevy S, Giryes H, Friger M, Grossman N, Karpas Z, Sarov B, Sukenik S.: The role of trace elements in psoriatic patients undergoing balneotherapy with Dead Sea bath salt. Isr Med Assoc J. 2001 Nov;3(11):828–32.PMID: 11729578 Clinical Trial.

Seelendoping

Bolwer, A., Mack-Andrick, J., Lang, F. R., Dörfler, A., & Maihöfner, C. (2014). How Art Changes Your Brain: Differential Effects of Visual Art Production and Cognitive Art Evaluation on Functional Brain Connectivity. PLOS, 9(7), e101035.

Kaimal, G., Ray, K.: Reduction of Cortisol Levels and Participants' Responses Following Art Making. Art Ther (Alex). 2016 Apr 2; 33(2): 74–80.
doi: 10.1080/07421656.2016.1166832

Strahlehaut-Peeling

Oikeh, E.: Phytochemical, antimicrobial, and antioxidant activities of different citrus juice concentrates. Food Science & Nutrition 4(1) DOI: 10.1002/fsn3.268

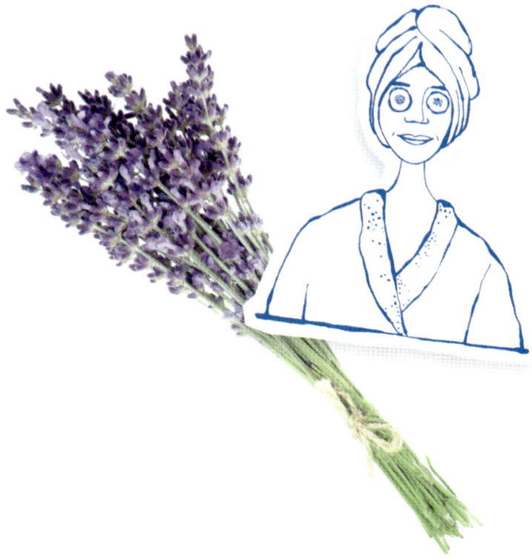

Traumhaarbürstenstriche

Phillips TG, Slomiany P. et al., Hair Loss: Common Causes and Treatment, Am Fam Physician. 2017 Sep 15;96(6):371–378

Zeigt her eure Hände …

Joseph Firth et al.: Grip Strength Is Associated With Cognitive Performance in Schizophrenia and the General Population: A UK Biobank Study of 476559 Participants Schizophrenia Bulletin, Volume 44, Issue 4, July 2018, Pages 728–736, https://doi.org/10.1093/schbul/sby034

Darryll P Leong et al.: Prognostic value of grip strength: findings from the Prospective Urban Rural Epidemiology (PURE) study. The Lancet https://doi.org/10.1016/S0140-6736(14)62000-6

Richard W Bohannon: Grip Strength: An Indispensable Biomarker For Older Adults. Clin Interv Aging. 2019; 14: 1681–1691. doi: 10.2147/CIA.S194543

https://www.kneipp.com/de_de/kneipp-magazin/haut-pflegen/handpflege-tipps/hand-wellness/

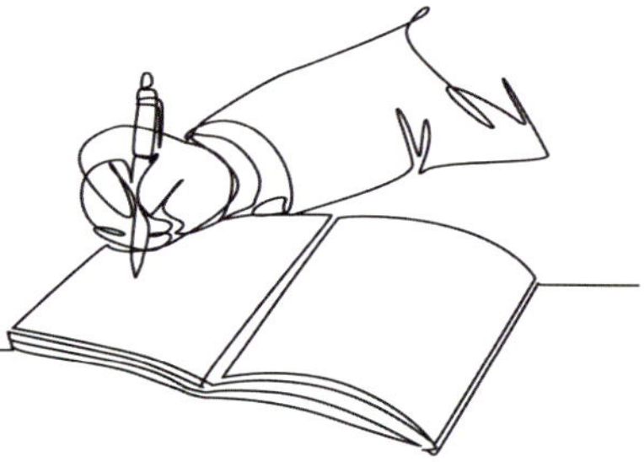

Bücher von Franziska Rubin

Die besten Hausmittel – Was wirklich hilft
bjvverlag, 2020

Mein kleines Buch vom guten Schlaf
Knaur Leben, 2020

Australiens Heilgeheimnisse – Mit der Natur kraftvoll heilen!
bpa media, 2019 Volume 1 and 2

Heilen mit Lebensmitteln – Meine Top 10 gegen 100 Krankheiten
ZS Verlag, 2019

Meine sanfte Medizin für Kinder. Komplett überarbeitete Neuauflage
Zabert Sandmann, 2019

Meine sanfte Medizin für einen guten Schlaf
ZS Verlag, 2018

Mit jedem Tag ein neues Wunder. Mein Babykalender fürs erste Jahr
Ars Edition, 2017

Meine sanfte Medizin für ein starkes Herz
ZS Verlag, 2017

Meine besten Hausmittel. Komplett überarbeitete Neuauflage
ZS Verlag, 2016

Meine besten Gesundheits-Tipps fürs Älterwerden
ZS Verlag, 2015

Hauptsache Gesund – Das Kochbuch
Christian Verlag, 2015

Von Null auf Drei
Südwest, 2014

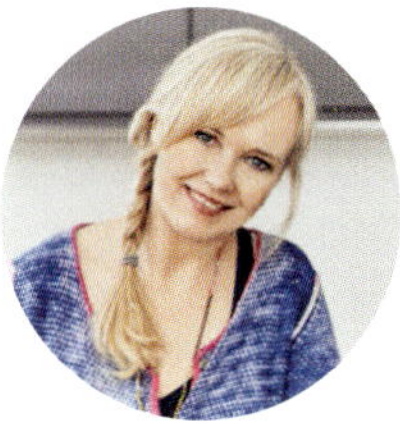

ÜBER DIE AUTORINNEN

Dr. med. Franziska Rubin ist Ärztin, Moderatorin, Medizinjournalistin und Autorin mehrerer Bestseller zum Thema Gesundheit, Hausmittel und gesundes Kochen. Ihr Herz schlägt aus Überzeugung und mit viel Begeisterung besonders für die Naturheilkunde. Als TV-Moderatorin präsentierte sie 17 Jahre lang die Gesundheitssendung »Hauptsache Gesund« des MDR, war davor das Gesicht weiterer Wissenschaftsmagazine und Servicesendungen. Die TV-Ärztin setzt auf bewährtes Wissen aus beiden Welten, der Hochschulmedizin und der Komplementärmedizin. Ein besonderes Anliegen ist es ihr, Patienten über die vielfältigen Behandlungsmöglichkeiten aus Medizinsystemen aller Welt aufzuklären. Außerdem findet sie, dass jeder seinen eigenen inneren Arzt mit den richtigen Hausmitteln und Verhaltensänderungen stärken kann. Man muss nur wissen, wie.
Der Kneipp-Bund würdigte ihren Blick für den ganzen Menschen und ihren Einsatz für Naturheilverfahren und Hausmittel mit dem Kneipp-Bund-Gesundheitspreis.

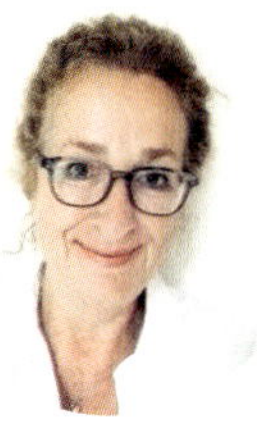

Anna Cavelius ist freie Wissenschaftsautorin, studierte Philosophin (M. A.) und auch gefragte Ghostwriterin. Seit vielen Jahren steht sie namhaften Autoren aus verschiedenen Welten zur Seite und hat zahlreiche Ratgeber und Sachbücher über Gesundheit und Lifestyle verfasst, darunter mehrere Bestseller. Sie lebt mit Patchworkfamilie und Katze am Ammersee und kann Franziska vom anderen Seeufer rüberwinken.